中医临床前基本技能实训系列教材

编委会

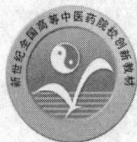

新世纪全国高等中医药院校创新教材

中医临床前基本技能实训系列教材

伤寒论基本技能实训

（供中医药各专业用）

主　编　陈　明

副主编　郭　华　陈　萌

编　委　（以姓氏笔画为序）

刘　敏　周　刚　郑丰杰　胡东升

姚海强　高卫平

中国中医药出版社

·北　京·

图书在版编目（CIP）数据

伤寒论基本技能实训/陈明主编 . —北京：中国中医药出版社，2013. 11（2020. 6 重印）
中医临床前基本技能实训系列教材
ISBN 978 - 7 - 5132 - 1672 - 2

I. ①伤… II. ①陈… III. ①《伤寒论》 - 中医院校 - 教材 IV. ①R222. 2

中国版本图书馆 CIP 数据核字（2013）第 249375 号

中 国 中 医 药 出 版 社 出 版
北京经济技术开发区科创十三街 31 号院二区 8 号楼
邮政编码 100176
传真 010 64405750
山东百润本色印刷有限公司印刷
各地新华书店经销

*

开本 787×1092 1/16 印张 10.75 字数 238 千字
2013 年 11 月第 1 版 2020 年 6 月第 3 次印刷
书 号 ISBN 978 - 7 - 5132 - 1672 - 2

*

定价 28. 00 元
网址 www. cptcm. com

前　言

　　现代高等中医药教育自诞生之日起始终伴随着争论与改革，在探索、改革、发展中一路走来。多年的研究和实践表明，高等中医药教育中院校教育改革的核心是建立符合中医学科特点和人才成长规律的课程体系并以恰当的形式付诸实践，其中如何使基础理论课程学习和相应的基本实践技能培训共同提高，全面发展尤其引人瞩目。

　　中医基本实践技能很多，其中对中医常用诊法的应用技能、对中医常用辨证方法的应用技能、接诊和病历书写、对中药常用饮片的辨识以及对一些常用传统养生康复方法的掌握等在中医入门伊始的学习中非常重要。这些实践技能的培养和训练是中医本科生进一步学习临床各科的重要基础，是联系中医药学基础理论和临床实践的桥梁，对毕业后的临床诊疗水平有重要影响。

　　"中医临床前基本技能实训系列教材"包括《中医诊断学基本技能实训》、《伤寒论基本技能实训》、《金匮要略基本技能实训》、《温病学基本技能实训》、《中药饮片辨识基本技能实训》和《养生康复基本技能实训》等六个分册，将中医诊断学、中药学、伤寒论、金匮要略、温病学和养生康复等课程的课间见习有效整合，开展实训，分学期、分重点培养学生的中医学基本技能和动手能力，了解和熟悉中医临床诊察疾病的方法和辨证论治的程序，了解和熟悉理、法、方、药综合运用的一般规律，积累一定的临床感性认识，为今后的中医临床学习奠定基础。

　　"中医临床前基本技能实训系列教材"由北京市优秀教学团队——中医临床前基本实践技能教学团队组织有关专家编写而成，旨在引入新的教育理念，强调以人为本，突出创新意识，强化案例教育，以激发学习者的创造性思维，探索个性化教育，供中医临床基础技能和思维培训各个环节参考使用。通过对实训要求、实训内容和实训重点、疑难点详细分析说明，阐明各部分培训目标和重点内容，并重点对实训操作和思辨进行讲解，通过图解、流程和病例进行说明，注重症状鉴别和证候鉴别。同时提供一定的练习题，以方便教师临床实习带教和学生临床实习。

　　本套教材能够顺利完成，得益于各位参与者的辛勤努力和无私奉献，也得益于教育部人才培养模式创新实验区项目（项目编号：2007015）、教育部人文社会科学研究"工程科技人才培养研究专项"（项目编号：10JDGC014）、国家实验教学示范中心、北京市优秀教学团队——中医临床前基本实践技能教学团队和国家中医药管理局教育教学改革项目的支持与资助。在此，谨以本套教材的付梓刊印向所有支持中医药教育的人们致以崇高的敬意！

　　应当指出，由于本套教材倡导的教学思路和模式有一些尚处于研究探索阶段，尽管参加研究和编写的专家都本着对教学高度负责的态度，反复推敲，严格把关，但也难免有疏漏或欠妥之处，敬请广大师生多提宝贵意见，促进中医临床基础技能和思维培训体系研究的发展和完善。

中医临床前基本技能实训系列教材编委会

2012 年 10 月

编写说明

　　《伤寒论》是以外感病为切入点来阐明疾病发生发展规律的，开创了中医辨证论治的体系，所创制的六经辨证方法是具有普遍指导意义的中医辨证思维方法，是后世八纲辨证、脏腑辨证、经络辨证、卫气营血辨证、三焦辨证等诸多辨证方法诞生的摇篮。《伤寒论》医理揆度谨严，治法圆通活变，方药精当灵验，深为历代所称颂，至今仍备受医家所重视，成为中医药院校的必修课程。

　　《伤寒论》的最大特点是实践性强，而这也是目前中医教育有待加强的方面，纵览古今医学大家，无不是以擅用经方而著称。为了突出《伤寒论》的临床实践性，并针对学生在临床实习前须加强对中医方剂掌握与运用的需要，特编写本教材。目的是让学生在临床实习前，在规定的课时内一览古今医贤运用经方的独到经验，从而博采众长，切实把握经方运用之真谛，更好地完成临床实习，从而提高学生的临床思维能力和实践技能。同时，也弥补了学生在实习前缺乏系统临床基础培训教材的缺陷。

　　本教材的编写指导思想是突出"实训"特点，针对《伤寒论》方证内容，制订出具体的实训内容、要求及方法，采用以学生为主体的方式，凸显实践教学理念，强调辨证思维与创新思维的传授与认知，引导学生提高中医临证思辨能力与创新能力。

　　本教材以《伤寒论》方证为纲，以临床案例为目，下分七个单元，每单元中的内容主要分以下几个部分：

　　1. 每单元下首先列出本单元的【实训内容】、【实训要求】、【重点与难点】、【实训方法】，讲明本单元要求掌握的内容及如何进行实训。

　　2. 以具体方证为纲，每方证下先介绍案例病情，然后进行"实训"，包括诊断、分析与辨证、立法处方和相关知识。

　　3. 每个方证下选取一个或多个案例，案例选取原则是：第一案为原文原方使用，第二案以后为异病同治或拓展运用。

　　4. 方证后设方源与拓展应用：①方源：收入该方证之条文及原方组成、药量，若一方中有多条原文，则择其主要原文罗列，而非该方全部原文收录。原文收录按明代赵开美复刻的宋本《伤寒论》中顺序依次编录，以便学生在熟悉该方原文的同时，与后世临证运用作对照分析。②拓展应用：针对所选方剂，阐明其临床运用要点和思路，其间或穿插有关医家医疗经验，或旁引经典理论以论证，或结合现代临床运用加以说明，务使其理论密切结合临床实践。

　　本教材第一单元由陈明、郭华、高卫平编写，第二单元由陈萌编写，第三单元由刘敏编写，第四单元由姚海强编写，第五单元由郑丰杰编写，第六单元由周刚编写，第七、第八单元由胡东升编写。其重要参考书目为《伤寒名医验案精选》。

本教材是将《伤寒论》以实训教材形式呈现的首次尝试，由于编写时间紧迫，难免有不足或错漏之处，敬请广大师生在使用本教材过程中，提出宝贵意见，以便今后修订和改进。

陈　明

2013 年 9 月

目 录

第一单元 太阳病本证 ……………………………………………… 1
  第一节 太阳中风证 ……………………………………………… 1
  第二节 太阳伤寒证 ……………………………………………… 12
  第三节 太阳表郁轻证 …………………………………………… 22

第二单元 太阳病兼变证 ………………………………………… 29
  第一节 热证 ……………………………………………………… 30
  第二节 虚证 ……………………………………………………… 39
  第三节 蓄水证 …………………………………………………… 62
  第四节 蓄血证 …………………………………………………… 66
  第五节 结胸证 …………………………………………………… 71
  第六节 痞证 ……………………………………………………… 75
  第七节 上热下寒证 ……………………………………………… 85
  第八节 太阳病类似证 …………………………………………… 87

第三单元 阳明病证 ……………………………………………… 91
  第一节 阳明病热证 ……………………………………………… 92
  第二节 阳明病实证 ……………………………………………… 97
  第三节 阳明病兼变证 …………………………………………… 105

第四单元 少阳病证 ……………………………………………… 110
  第一节 少阳病本证 ……………………………………………… 111
  第二节 少阳病兼变证 …………………………………………… 115

第五单元 太阴病证 ……………………………………………… 125
  第一节 太阴病本证 ……………………………………………… 125
  第二节 太阴病兼证 ……………………………………………… 126

第六单元 少阴病证 ……………………………………………… 129
  第一节 少阴病本证 ……………………………………………… 130
  第二节 少阴病兼变证 …………………………………………… 141

第七单元 厥阴病证 ……………………………………………… 145
  第一节 寒热错杂证 ……………………………………………… 146
  第二节 寒证 ……………………………………………………… 148
  第三节 热证 ……………………………………………………… 149

第八单元 霍乱病与差后劳复病 ………………………………… 152
  第一节 霍乱病 …………………………………………………… 152
  第二节 差后劳复病 ……………………………………………… 157

第一单元　太阳病本证

【实训内容】

太阳病各证型的基本病机、证候特点、治则治法、方剂运用。

【实训要求】

1. 依据病案分析，熟悉太阳病病因病机及发病特点。
2. 通过太阳病各证型的发病特点，理解"太阳病提纲证"的含义。
3. 通过学习使用桂枝汤、麻黄汤等解表剂的病案，熟悉汗法的运用要点。
4. 掌握桂枝汤类方证、麻黄汤类方证、麻桂合方证的病机、临床特点、治法及运用技巧。

【重点与难点】

证候之间的鉴别要点及临床意义。

【实训方法】

1. 利用多媒体演示相关临床表现。
2. 找志愿者模拟标准化病人演示有关内容。
3. 安排学生分组练习，分别作为医生或患者，学习有关实践内容，如病情陈述、临床信息采集等。
4. 通过分析病情，掌握辨证论治的基本方法。

第一节　太阳中风证

一、桂枝汤证

（一）实训医案

1. 汗出案

林某，青年渔民，文关岛人。体素健壮，某年夏天午饭后，汗渍未干，潜入海中捕鱼，回家时汗出甚多，自此不论冬夏昼夜，经常自汗出。曾就诊数处，以卫阳不固论治，用玉屏风散及龙骨、牡蛎、麻黄根等，稍愈而复发。嗣到某医院诊治，疑为肺结核，经 X 光透视，心肺正常。经过年余，体益疲乏，皮肤被汗浸成灰白色，汗孔增大，出汗时肉眼可见。汗出虽多但口不渴，尿量减少，流汗时间午、晚多而上午止，清晨未起床前，略止片刻。自觉肢末麻痹，头晕，脉浮缓、重按无力。[刘少轩医案：福建中医药，1964，（5）：35]

（1）诊断　桂枝汤证。

（2）分析与辨证　病起于腠理疏松之时，水湿直浸营卫之间，卫与营分离，欲"司开合"而不能，致毛孔洞开不收，故自汗不止。然病延既久，当察有无变证，所幸"汗虽多但口不渴"、"脉仍浮缓"，可知"脏气未伤"，病仍在太阳营卫之间。证属风寒侵袭，卫气不固，营阴外泄之营卫不和。

（3）立法处方

治法：解肌祛风，调和营卫。

处方：桂枝汤。

桂枝梢9克，杭白芍9克，炙甘草3克，大枣7枚，生姜9克。水一碗煎六分。

清晨睡醒时服下，嘱少顷再吃热粥一碗，以助药力，静卧数小时，避风。

二诊：服药后全身温暖，四肢舒畅，汗已止。仍照原方加黄芪15克，服法如前，但不啜粥，连进2剂，竟获全功。

（4）相关知识　正确地掌握服药方法并根据服药后的反应采取相应的措施是取得疗效的一个重要方面。本证属太阳中风证，故治疗应解肌祛风，调和营卫。服药后要求喝热粥，以助药力。并注意避风，以防复感风邪。

2. 遗尿案

刘某，男，5岁，1986年5月19日初诊。其父代诉：半年前因患"尿路感染"而见尿频、尿急、尿痛等症，经服中药治疗后，尿急、尿痛消失，而尿频尚存，近一月逐渐加重，每小时达3～5次。患儿平素畏寒、自汗、有尿床史。诊见舌质淡，苔薄白，脉沉细。[程卫东医案：国医论坛，1988，（4）：50]

（1）诊断　桂枝汤证。

（2）分析与辨证　患儿平素营卫不和，卫失温煦则畏寒，营不内守则汗出。《素问·脉要精微论》云："水泉不止者，是膀胱不藏也。"膀胱不藏，起因较多，虚实皆有。卫气开合失司，太阳经气不约，则外而自汗，内而尿频；又温养不得，自感畏寒，故当调和营卫。

（3）立法处方

治法：调和营卫。

处方：桂枝汤。

桂枝6克，白芍6克，生姜3克，甘草4克，大枣3枚。水煎服，1日1剂。

服6剂，畏寒、自汗消失，尿频减半，效不更方，继服原方10剂而愈。

（4）相关知识　本证属太阳中风兼膀胱气化不利证，主要是患者平素营卫不和，特别是卫气的开合功能失司，影响太阳膀胱经气的气化作用，而出现尿频的症状，所以尿频的病机为卫气功能失调导致，故治疗当调和营卫，恢复卫气"司开合"的功能。

（二）方源与拓展应用

1. 方源

太阳中风，阳浮而阴弱，阳浮者热自发，阴弱者汗自出，啬啬恶寒，淅淅恶风，翕翕发热，鼻鸣干呕者，桂枝汤主之。（12）

太阳病，头痛，发热，汗出，恶风，桂枝汤主之。（13）

病常自汗出者，此为荣气和。荣气和者，外不谐，以卫气不共荣气谐和故尔。以荣行脉中，卫行脉外，复发其汗，荣卫和则愈，宜桂枝汤。（53）

病人脏无他病，时发热、自汗出而不愈者，此卫气不和也，先其时发汗则愈，宜桂枝汤。（54）

太阳病，发热汗出者，此为荣弱卫强，故使汗出，欲救邪风者，宜桂枝汤。（95）

桂枝汤方：

桂枝三两（去皮） 芍药三两 甘草二两（炙） 生姜三两（切） 大枣十二枚（擘）

上五味，㕮咀三味，以水七升，微火煮取三升，去滓，适寒温，服一升。服已须臾，啜热稀粥一升余，以助药力。温覆令一时许，遍身漐漐微似有汗者益佳，不可令如水流漓，病必不除。若一服汗出病差，停后服，不必尽剂。若不汗，更服依前法。又不汗，后服小促其间，半日许，令三服尽；若病重者，一日一夜服，周时观之。服一剂尽，病证犹在者，更作服。若汗不出，乃服至二、三剂。禁生冷、黏滑、肉面、五辛、酒酪、臭恶等物。

2. 应用

本方临床运用十分广泛，不论中风、伤寒，凡属营卫失调，阴阳不和而见汗出、恶风寒、脉弱等症，皆可用之。如自汗证、风邪袭表的风疹，还有本证的尿频，都是由于营卫不和导致的。这些病症都可以用桂枝汤来治疗。

使用桂枝汤还当注意以下几点：①桂枝与芍药用量应一致相等，一旦增减桂枝或白芍用量，都会改变本方治疗范围；②如用桂枝汤取汗，须啜热粥助之，既益汗源，又防伤正；③发汗不可令如水流漓，以微微有汗为佳；④伤寒表实证及温热病，禁用本方。

二、桂枝加葛根汤证

（一）实训医案

1. 项背强案

刘某，男，41岁。患病已三月，项背强紧，顾盼俯仰不能自如，自汗出而恶风。问其大便则称稀薄，每日二三次，伴有脱肛与后重等症。切其脉浮，视其舌苔白润。（刘渡舟医案：《刘渡舟临证验案精选》，1996.140）

（1）诊断　桂枝加葛根汤证。

（2）分析与辨证　外邪侵犯太阳经表，留而不去，营卫开合失司，卫气"温分肉"、"司开合"的功能失常，则恶风；卫气不能固守营阴，则自汗出；项背为太阳经脉循行路线，外邪侵犯太阳经络，经脉不舒，失于濡养则项背强紧，顾盼俯仰不能自如。病久，外邪内侵阳明，导致清阳不升则大便溏薄，肛肠下坠后重。证属风寒侵袭，营卫不和，筋脉不舒，兼阳明下陷证，为太阳阳明合病的范畴。

（3）立法处方

治法：调和营卫，生津舒筋，升阳止泻。

处方：桂枝加葛根汤。

桂枝 15 克，白芍 15 克，葛根 16 克，生姜 12 克，炙甘草 10 克，大枣 12 枚。

服药后，不需啜粥，连服 7 剂，诸症霍然而愈。

（4）相关知识　本证属太阳中风兼太阳经气不利证，并有风寒之邪内犯阳明之病机，故治疗应调和营卫，生津舒筋，升阳止泻。方中葛根生津舒筋，入阳明经升阳止泻，一举两得。

2. 僵人综合征案

王某，女，52 岁。平素易汗出，1985 年 10 月感下肢抽搐疼痛，渐至颈项强，下肢僵直瘛疭，不能下地，伴发作性呼吸困难，甚则窒息。经某医院诊断为僵人综合征。诊时头项强直，转侧不利，全身瘦弱，面色苍白，言语欠清，神情淡漠。双眼内收外展受限，双胸锁乳突肌、腹肌紧张，四肢张力高，反射活跃，双脚趾向足心拘挛。全身湿润有汗。舌红、苔薄白，脉弦细。[张振东医案：浙江中医杂志，1988，（2）：89]

（1）诊断　桂枝加葛根汤证。

（2）分析与辨证　患者素体亏虚，腠理疏松，汗出溱溱，久则伤津，无以濡养筋脉，而见头项强直，手足挛急，反复不愈。证属荣卫不和，汗出伤津，筋脉失养。

（3）立法处方

治法：调和营卫，生津舒筋。

处方：桂枝加葛根汤。

葛根 30 克，桂枝、生姜各 10 克，白芍 12 克，甘草 5 克，大枣 5 枚。

连服 30 剂，汗止，周身有柔和感，加全蝎 3 克，研末冲服。又服 30 剂，全身拘急缓解，肌肉松弛柔和，语言清晰，虽尚有脚趾拘紧，已能下地行走。

（4）相关知识　本证属太阳中风兼筋脉失养证，故治疗应调和营卫，生津舒筋。用桂枝汤调和营卫以止汗，重用葛根以生津液，舒筋脉，再加全蝎以息风止痉。方证相对，故获良效。

（二）方源与拓展应用

1. 方源

太阳病，项背强几几，反汗出恶风者，桂枝加葛根汤主之。（14）

桂枝加葛根汤方：

葛根四两 桂枝二两（去皮） 芍药二两 生姜三两（切） 甘草二两（炙）
大枣十二枚（擘）

上七味，以水一斗，先煮麻黄、葛根，减二升，去上沫；内诸药，煮取三升，去滓，温服一升，覆取微似汗，不须啜粥。余如桂枝法将息及禁忌。

2. 应用

本方临床主要治疗太阳中风证兼太阳经气不利证，不论中风、伤寒，只要引起体表营卫不和，太阳经脉不利而见汗出、恶风寒、项背不舒，脉浮缓或浮弱等症，临床广泛应用于营卫不和导致营阴外泄、筋脉失养的筋脉拘紧性疾病。因为方中葛根入阳明经，具有升阳举陷的作用，对于太阳中风兼阳明下利证，用本方治疗也有很好的疗效，如上"项脊强案"所治病证。可见本方一可以治疗太阳中风兼太阳经气不利证；二可以治疗太阳阳明合病。

三、桂枝加厚朴杏子汤证

（一）实训医案

1. 咳喘案

刘某，男，33岁，1994年1月5日初诊。感冒并发肺炎，口服先锋4号，肌注青霉素，身热虽退，但干咳少痰，气促作喘，胸闷。伴头痛，汗出恶风，背部发凉，周身关节痛，阴囊湿冷。舌苔薄白，脉来浮弦。（刘渡舟医案：《刘渡舟临证验案精选》，1996.22）

（1）诊断 桂枝加厚朴杏子汤证。

（2）分析与辨证 患者外感风寒之邪，经抗生素治疗，身热虽退，但风寒之邪未解，风寒外束，经脉不通，则头痛，周身关节痛；风寒之邪导致营卫失和，卫失温煦，开合失司，则恶风，背部发凉，阴囊湿冷；营阴不能内守，则汗出；肺主皮毛，风寒束表，肺失宣降，则干咳少痰，气促作喘，胸闷；舌苔薄白、脉来浮弦为风寒外束之舌脉。证属太阳中风，寒邪迫肺，气逆作喘。

（3）立法处方

治法：解肌祛风，降气止喘。

处方：桂枝加厚朴杏子汤。

桂枝10克，白芍10克，生姜10克，炙甘草6克，大枣12克，杏仁10克，厚朴15克。

服药7剂，咳喘缓解，仍有汗出恶风，晨起吐稀白痰。

二诊：上方桂枝、白芍、生姜增至12克。又服7剂，咳喘得平，诸症悉除。医院复查，肺炎完全消除。

（4）相关知识 本证属太阳中风兼肺气上逆证，其咳喘为风寒袭表、肺气宣降失常所引起的，故治疗应解肌祛风，降气定喘。故用桂枝汤调和营卫，解肌祛风，加厚朴、杏子降气平喘。并注意避风，以防复感风寒之邪。

2. 外感发热案

李某，男，47岁，1997年10月19日初诊。患者平素体质尚可，两周前因过于劳累，不慎感受风寒，出现恶寒发热、气喘咳嗽、咳痰等症，因病情急重，遂往某院住院治疗。血化验：白细胞总数$12 \times 10^9 / L$，中性0.80，淋巴0.20。胸透报告右下肺有片状模糊阴影。按肺炎用中西药（不详）治疗十余日，疗效不佳。经亲友介绍，邀余前去诊治。查其面色苍暗，体温38.1℃，喘咳气急，胸闷，咳白色稀薄痰，身痛，恶风寒，汗出，舌淡红，苔薄白，脉浮细数。[韦彦之医案：国医论坛，2000，（5）：8]

（1）诊断　桂枝加厚朴杏子汤证。

（2）分析与辨证　本例患者平素体健，因劳累过度，感受风寒之邪，侵犯太阳之表，体表营卫不和则身痛、汗出、恶风，肺主表，风寒束表，肺失宣降则喘咳气急、胸闷，证属风寒束表，肺失宣降。

（3）立法处方

治法：解肌祛寒，止咳平喘。

处方：桂枝加厚朴杏子汤。

桂枝12克，白芍12克，炙甘草6克，杏仁10克，厚朴15克，生姜6克，大枣6枚。3剂。

服上药后，寒热身痛消失，咳喘减缓，脉转浮弱，再以前方5剂以巩固疗效。1周后患者家属来告，病已痊愈。

（4）相关知识　本证属太阳中风兼肺气上逆证，其咳喘为风寒袭表，肺气宣降失常所引起的，故治疗应解肌祛风，止咳平喘。故用桂枝汤调和营卫，解肌祛风，加厚朴、杏子降气平喘。并注意避风，以防复感风寒之邪。

（二）方源与拓展应用

1. 方源

喘家，作桂枝汤，加厚朴、杏子佳。（18）

太阳病，下之微喘者，表未解故也，桂枝加厚朴杏子汤主之。（43）

桂枝加厚朴杏子汤方：

桂枝三两（去皮）　甘草二两（炙）　生姜三两（切）　芍药三两　大枣十二枚（擘）厚朴二两（炙，去皮）　杏仁五十枚（去皮尖）

上七味，以水七升，微火煮取三升，去滓，温服一升，覆取微似汗。

2. 应用

太阳经脉布于体表，肺主皮毛，外邪侵袭太阳经脉，往往会影响肺脏的宣发肃降，肺气宣降失常，肺气上逆则容易出现咳喘之症状，所以本方主要治疗太阳中风兼肺气上逆证，临床上凡表虚作喘，或新感引动旧喘之证皆可用之。主要表现为发热、汗出、恶风、咳嗽、气喘、脉浮、舌苔薄白等症状。

四、桂枝加附子汤证

（一）实训医案

1. 恶寒案

顾某，卫气素虚，皮毛不固，动则汗出，忽感风邪，始则啬啬恶寒，渐渐恶风，继则翕翕发热，头项强痛，腰臀酸楚，间以恶心，自汗淋漓。迁延两日，病势有增，四肢拘急，屈伸不利，手足发凉，十指尤冷。延余就诊，见其面带垢晦，怯手，缩足，自汗颇多，气息微喘。[余无言医案：江苏中医，1959，（5）：16]

（1）诊断　桂枝加附子汤证。

（2）分析与辨证　患者卫气素虚，其"肥腠理、司开合"以及守护营阴之功效失常，故皮毛不固，动则汗出。又突然感受风邪，正气抗邪则翕翕发热；风性开泄，侵犯体表，腠理疏松，营阴外泄，则自汗淋漓；卫气抗邪于外，失其温煦，则啬啬恶寒，渐渐恶风；风邪侵袭太阳经脉，经气不利则头项强痛，腰臀酸楚；风邪内迫于胃，胃气上逆则恶心。迁延日久，阳随津脱，阳虚加重，则手足发凉，四肢为诸阳之本，故十指尤冷；阳虚寒凝，太阳经脉失于温煦，阴津外渗，太阳经脉失于濡养，则四肢拘急，屈伸不利。面带垢晦、怯手、缩足皆为阳虚寒凝、阴津不足之象，自汗颇多为卫阳虚衰、营阴外泄之故；气息微喘为迁延日久，正气亏虚之象。证属太阳中风兼阳虚漏汗证。

（3）立法处方

治法：调和营卫，补阳敛汗。

处方：桂枝加附子汤。

桂枝9克，白芍9克，炙甘草7克，熟附片15克，生姜4克，大枣10枚。

1剂而愈。

（4）相关知识　本证属于卫气素虚之人，感受风邪，导致的太阳中风证，此时可用桂枝汤调和营卫，解肌祛风。由于迁延日久，汗出不止，导致卫阳虚衰，变成了太阳中风兼阳虚漏汗证，所以在桂枝汤调和营卫的基础上，加附子温补卫阳，以恢复卫阳"司开合"之功效，则漏汗自止。

2. 小儿麻疹案

李某，男，3岁，1972年4月10日就诊。患麻疹已7日，咳嗽、喷嚏、流眼泪，疹出不畅。前医曾用宣肺透疹之品，而疗效不佳。查患儿面色不华，精神萎靡，嗜睡，耳前可见淡白色疹子，而分布不均，四肢不温，舌质淡，苔薄白。[李长厚医案：新中医，1985，（4）：41]

（1）诊断　桂枝加附子汤证。

（2）分析与辨证　本案为麻疹逆证，患者阳气亏虚，失于温煦，故见面色不华、精神萎靡、嗜睡、四肢不温等症，虽为表证，因阳气不足，鼓动无力，使疹毒难以透达，自当用阳药振奋之，待阳气来复，则阴霾自散，而疹毒亦随之而透。证属卫阳不足之证。

（3）立法处方

治法：扶阳透疹。

处方：桂枝加附子汤加味。

桂枝、白芍、附子、炙党参、生姜各3克，炙甘草2克，大枣2枚。日进1剂，水煎服。

翌日四肢温，疹出稍畅。三日后疹出透，后以温阳益气之品调理而获痊愈。

（4）相关知识　本证属于卫阳不足，鼓动无力，使疹毒难以透达于外，此时用桂枝汤调和营卫，加附子温振卫阳，恢复卫阳"司开合"的功能，通过卫阳的鼓动力量，使疹毒得以外达。

（二）方源与拓展应用

1. 方源

太阳病，发汗，遂漏不止，其人恶风，小便难，四肢微急，难以屈伸者，桂枝加附子汤主之。（20）

桂枝加附子汤方：

桂枝三两（去皮）　芍药三两　甘草三两（炙）　生姜三两（切）　大枣十二枚（擘）　附子一枚（炮，去皮，破八片）

上六味，以水七升，煮取三升，去滓，温服一升。

2. 应用

本方临床主要用于治疗太阳中风兼卫阳虚衰证，本方证的病机侧重于卫阳功能的虚弱，不能正常发挥其"温分肉、肥腠理、司开合"的功效。卫阳虚衰能够引起营阴外泄，导致阳虚漏汗证，临床主要表现为恶风、汗出不止、四肢微急、难以屈伸等症状。卫阳不足，表邪郁表，表邪不能外达的皮肤疾病，本方也可以治疗。总之，临床上凡卫阳亏虚性疾病，本方都可以使用。

五、桂枝去芍药汤证、桂枝去芍药加附子汤证

（一）实训医案

1. 胸闷案

李某，女，46岁。因患心肌炎而住院治疗，每当入夜则胸中憋闷难忍，气短不足以息，必须靠吸氧气才能得以缓解。舌质淡苔白，脉弦而缓。（刘渡舟医案：《经方临证指南》，1993.5）

（1）诊断　桂枝去芍药汤证。

（2）分析与辨证　患者身患心肌炎，纵观整体病情，当属于胸阳不振，阴邪闭阻之证。因胸阳不振，必引阴邪来乘，故胸中憋闷夜间为甚。胸为心肺所居之所，心肺阳气不足，则气短不足以息。其舌象的表现均为胸阳不振之候。

（3）立法处方

治法：温振胸阳。

处方：桂枝去芍药汤。

桂枝 10 克，生姜 10 克，炙甘草 6 克，大枣 12 枚。

服用 2 剂后症状减轻，原方加附子 6 克，再服 3 剂后，各种症状消除。

（4）相关知识　胸闷或胸痛，是胸痹的主症，其病机主要是上焦心胸阳气虚或不振，导致阴寒之气乘虚袭扰。《金匮要略》云："阳微阴弦，即胸痹而痛。"因为胸为阳位似天空，心肺二脏居其内，营卫二气由此而得以宣发。如果胸阳不振，阴寒内凝，阳气不能布达而痹阻，心肺之气血不畅，就会导致这种结果。所以，胸痹的临床表现，轻者胸中满闷，重者则见胸痛。桂枝去芍药汤证虽为太阳病误下，邪气内陷所致，但实涵胸阳不振之病机。桂枝去芍药汤既可用于太阳病邪气内陷之胸闷，当然也可用于胸阳不振诸证。

2. 伤寒阴结案

刘某，男，30 岁。患伤寒阴结。因冬月伤寒，误服寒泻药而成。症见恶寒，腹胀满痛，不大便二日，脉浮大而缓。显系伤风寒中证，医家不察，误为阳明腑证，误用大黄、芒硝等药下之，殊不知有一分恶寒，即表证未罢，虽兼有里证，亦当先解其表，仲景之遗法俱在。今因误用寒泻药，以致寒气凝结，上下不通，故不能大便，腹胀大而痛更甚矣，幸尚在中年，体质强健，尚为易治。（刘荣年医案：《重印全国名医验案类编》，1959.73）

（1）诊断　桂枝去芍药加附子汤证。

（2）分析与辨证　本太阳伤寒证，误用寒药泻下，造成阴寒凝结，大便不通，腹胀满痛。而后治却一误再误，下后复下，再以硝、黄攻下，是为错上加错，必致阴寒凝结更重，即使大便暂通，亦必通而复结。其治必温通阳气立法，方为对策。

（3）立法处方

治法：温通阳气，解除寒凝。

处方：桂枝去芍药加附子汤。

桂枝 3 克，黑附子 3 克，炙甘草 1.5 克，生姜 3 克，大枣 2 枚。

服药后，未及 10 分钟，即大泻 2 次，恶寒腹胀痛均除而痊。

（4）相关知识　伤风寒中，误用攻下，则雪上加霜，阴凝而结，则大便不通，唯宜阳药温运，则阴结方开。桂枝去芍药加附子汤正为阳虚阴凝之证而设，虽多治胸满，但本证病机与之相同，故投之辄效，足见仲景之方妙用无穷也。

（二）方源与拓展应用

1. 方源

太阳病，下之后，脉促，胸满者，桂枝去芍药汤主之。（21）

若微寒者，桂枝去芍药加附子汤主之。（22）

桂枝去芍药汤方：

桂枝三两（去皮）　甘草二两（炙）　生姜三两（切）　大枣十二枚（擘）

上四味，以水七升，煮取三升，去滓，温服一升。本云，桂枝汤今去芍药。将息如前法。

桂枝去芍药加附子汤方：

桂枝三两（去皮）　甘草二两（炙）　生姜三两（切）　大枣十二枚（擘）　附子一枚（炮，去皮，破八片）

上四味，以水七升，煮取三升，去滓，温服一升。本云，桂枝汤今去芍药加附子。将息如前法。

2. 应用

本证为胸阳不振，邪陷胸中，但未与痰、水、瘀相搏，且正气仍能奋起抗邪，正邪交争，故见胸满与脉促。桂枝去芍药汤主治太阳病误下导致胸阳受挫，邪陷胸中的胸满证，因芍药酸寒阴柔，有碍胸满，故去之，则变阴阳调和之剂为辛温扶阳之方。临床无论表证存在与否，只要辨证为胸阳被遏或胸阳不振，阳虚阴结者，即可使用。

若兼见脉微恶寒者，为阳气损伤较重，于上方中再加附子，以温复阳气，是为桂枝去芍药加附子汤。本方因其配伍巧妙，有表可解，无表可温通调补心胸阳气，故临床上无论是否有表证，只要辨证为胸阳不足，阳虚阴结者，俱可运用。

上二方皆以振奋胸阳为能事，尤对胸阳不振，阴寒内盛之胸满、胸痛等证，有良效。

六、桂枝新加汤证

（一）实训医案

1. 身痛案

郝某，女，40岁。因患血吸虫病，正值服药期间，身体未复，又复感外邪，头痛，身疼痛，恶寒发热。经服 APC，又重被而卧，汗出如雨，药后恶寒发热稍减，而头身疼痛加剧，如锥似刺，辗转不宁，呻吟不止，入夜更甚，后至粒米不思，昼夜难眠。曾服西药镇痛剂未能缓解，又服中药桂枝加葛根汤，疼痛依然，而来我处求治。诊其脉，沉迟而细，见其证，颈项活动自如，无恶心呕吐。［瞿连禄医案：新中医，1980，（增刊一）：42］

（1）诊断　桂枝新加汤证。

（2）分析与辨证　患者身染血吸虫，在治疗期间，感受风寒之邪，风寒束表，正气抗邪，邪正相争则发热；寒邪束表，卫失温煦则恶寒；风寒邪气侵犯太阳经脉，经气运行不畅，则头痛，身疼痛。又经 APC 发汗太过，而且药后恶寒发热稍减，表明风寒之邪未去，汗出如雨，损伤营阴，筋脉失于濡养，则全身疼痛加重，如锥似刺，辗转不宁，呻吟不止；夜晚自然界之阳气偏虚，使太阳经气运行更加不利，所以疼痛夜间加重，昼夜难眠。脉沉迟为气营亏虚之象。证属营卫不和，气营亏虚。

（3）立法处方

治法：调和营卫，益气和营。

处方：桂枝新加汤。

桂枝9克，白芍12克，炙甘草7克，人参9克，生姜12克，大枣4枚（原病案无处方用量，此处为补录处方）。

1剂疼痛大减，已能安睡。2剂疼痛已止，饮食如常，诸症消失。

（4）相关知识　本患者感染血吸虫病，多用锑剂治疗，容易损伤人体的正气，复又感受风寒之邪，治疗发汗当以"爇爇微似有汗者益佳"，但发汗太过，汗出如雨，表证未去，又损伤营气，筋脉失去濡养，则全身疼痛加重。所以本方属于太阳中风兼气营不足证，故用桂枝汤解肌祛风，调和营卫，加重芍药养血和营，加重生姜以增强散寒通阳止痛之功，加人参益气和营，以扶正祛邪。同时提示，外感风寒之邪，需要发汗解表时，以遍身微微汗出为度。

2. 产后身痛案

樊某，女。产后半月许，忽然身体疼痛，脉来沉迟，无感冒可言。有学员辨为气血两虚，用十全大补汤治疗，虽有小效但不彻底。（刘渡舟医案：《经方临证指南》，1993.7）

（1）诊断　桂枝新加汤证。

（2）分析与辨证　患者产后半月，气血亏虚，营血不足，不能濡养肢体筋脉，则身体疼痛；气血亏虚，脉道失充则脉沉迟。为营血不足的身痛证。

（3）立法处方

治法：调和营卫，养血和营。

处方：桂枝新加汤。

桂枝9克，白芍12克，生姜12克，大枣12枚，炙甘草6克，党参12克。

服药3剂后，疼痛消除。

（4）相关知识　本证属于营血不足引起的身疼痛，病机为肢体筋脉失去营血的濡养，属于"不荣则痛"的范畴。桂枝汤不单可以调和营卫，还可以补益中焦，以生气血，在桂枝汤的基础上加重芍药的用量，同时加人参，主要是增强补益营血的作用。加重生姜的用量有利于引领气血外达于表，以滋养四肢筋脉。

（二）方源与拓展应用

1. 方源

发汗后，身疼痛，脉沉迟者，桂枝加芍药生姜各一两人参三两新加汤主之。（62）

桂枝加芍药生姜各一两人参三两新加汤方：

桂枝三两（去皮）　芍药四两　甘草二两（炙）　人参三两　大枣十二枚（擘）生姜四两

上六味，以水一斗二升，煮取三升，去滓，温服一升。

2. 应用

本方临床主要用于治疗太阳中风兼营气亏虚证，病机侧重于营血的亏虚，导致不能濡养经脉，不荣则痛，从而加重全身疼痛。临床主要表现为汗出、恶风、身疼痛、脉沉迟等症状。本方为扶正祛邪之剂，侧重于补益营血，临床多用于营血亏虚感受外邪之人，或者发汗后，或妇女产后，或流产后，或行经后，血虚而营气不足，不能充养肢体而出现的全身疼痛性疾病。

第二节　太阳伤寒证

一、麻黄汤证

（一）实训医案

1. 伤寒表实案

刘某，男，50岁。隆冬季节，因工作需要出差外行，途中不慎感受风寒之邪，当晚即发高烧，体温达39.8℃，恶寒甚重，虽覆两床棉被，仍洒渐恶寒，发抖，周身关节无一不痛，无汗，皮肤滚烫而咳嗽不止。视其舌苔薄白，切其脉浮紧有力。（刘渡舟医案：《刘渡舟临证验案精选》，1996.1）

（1）诊断　麻黄汤证。

（2）分析与辨证　隆冬季节，出差外行，感受风寒，寒邪束表，卫阳被遏，温煦失司，则恶寒甚重，虽然覆盖两床棉被，仍然洒渐恶寒；风寒闭表，正气抗邪，邪正交争则发高烧，热郁体表，不能外达则皮肤滚烫感；风寒外束，腠理郁闭，营阴郁滞，则无汗；寒主收引，寒邪侵犯太阳经脉，经气运行不畅，则周身关节疼痛；肺主皮毛，风寒外束，肺失宣降则咳嗽不止。苔薄白，切其脉浮紧有力，皆风寒束表之舌、脉。证属风寒束表，卫阳被遏，营阴郁滞，肺失宣降之太阳伤寒。

（3）立法处方

治法：辛温发汗，解表散寒，宣肺止咳。

处方：麻黄汤。

麻黄9克，桂枝6克，杏仁12克，炙甘草3克。1剂。

服药后，温覆衣被，须臾，通身汗出而解。

（4）相关知识　本证属太阳伤寒证，并影响了肺气的宣降功能，故治疗应辛温发汗，解表散寒，宣肺止咳。服药后要求温覆衣被，以助汗出，并应避风寒，以防复感外邪。麻黄汤证为伤寒表实证，正气不虚，且麻黄汤为发汗之峻剂，故服药后不需要喝粥以助药力。

2. 癃闭案

吴某，男，36岁，1984年2月15日就诊。患者以捕捉鱼虾为生，经常涉水淋雨，三日前突然畏冷发热，无汗，咳嗽声重，痰白而稀，伴小便点滴不畅，小腹胀急疼痛不可按，痛苦难以言状，而延余诊治。脉浮，舌苔薄白。[吴光烈医案：福建中医药，1987，（1）：27]

（1）诊断　麻黄汤证。

（2）分析与辨证　患者捕鱼虾为生，经常涉水，感受风寒之邪，寒邪束表，卫阳郁闭，营阴郁滞则发热、畏冷、无汗；肺主皮毛，风寒束表，肺失宣降则咳嗽声重；肺失宣降，不能"通调水道，下输膀胱"导致下窍不通，故小便点滴不畅，小腹胀急疼痛不可按。为风寒犯肺，肺气郁闭而致癃闭证。

（3）立法处方

治法：辛温发汗，宣肺解表。

处方：麻黄汤加味。

麻黄 15 克，桂枝、杏仁各 9 克，牛膝 30 克，葱白 3 茎。水煎温服。

1 剂尽而小便通畅。

（4）相关知识　"肺为水之上源"，"通调水道，下输膀胱"。今风寒闭肺，上窍闭塞，致下窍不通，小便点滴不行。治以麻黄汤宣通肺气，启上闸而开支流，此先贤所谓"提壶揭盖"法之运用也。

3. 遗尿案

一女性患者，35 岁。小便频数、尿不净、遗尿达 15 年之久。询问起病之原因，乃于 20 岁时患一次重感冒，历治半月之久，感冒始基本痊愈。但随后出现尿频、尿急的现象，后来逐渐发展为遗尿。到多家医院治疗，诊断为慢性尿路感染、膀胱炎等病，中医诊断为肾虚，但中、西药都吃过很多，特别是补肾固涩的中药，尿频、遗尿的现象没有得到根本解决。现在的症状表现为：白天尿意频急，入厕稍迟就会尿湿衣裤，夜晚常有遗尿在床，时有恶寒、咳嗽，咳嗽剧烈及大笑时尿液自出，平时很少出汗，即使炎夏季节也是如此。早上起来时眼睑有时微肿，脉象浮。[陈明医案：中国医药学报，2000，（2）：4]

（1）诊断　麻黄汤证。

（2）分析与辨证　小便不禁或频数，临床多责之于肾虚，然本案用补肾固涩的中药罔效，从治疗角度否定了肾虚的病机。纵观本案，虽病程日久，但起于感冒之后，有恶寒、无汗、咳嗽、脉浮的症状，而并无肾虚之现象，反而与肺有着密切的关系，实乃由于肺失宣降，通调水道的功能失职所致，与上案小便不通之病机相同。

（3）立法处方

治法：宣通肺气，提壶揭盖。

处方：麻黄汤。

麻黄 9 克，桂枝 10 克，杏仁 10 克，炙甘草 3 克。水煎温服。

连服 3 剂而愈。

（4）相关知识　肺"通调水道，下输膀胱"，此功能异常，不但会导致水不得下行的小便不利，甚至小便不通，而且也会导致小便频数，甚至遗尿。本案起于外感之后，为风寒之邪闭塞肺气，令肺不能很好通调水道，就会导致小便的异常。本案与上案，虽然一个属于小便不通，一个属于遗尿，看似两个相反的疾病，但病机均是肺气郁闭所致，所以治疗相同，用麻黄汤宣通肺气，提壶揭盖，启上闸而开支流。可见，中医治疗疾病重在通过辨证抓病机，病机相同，则治疗相同，所谓"异病同治"，即是此理。

（二）方源与拓展应用

1. 方源

太阳病，头痛发热，身疼腰痛，骨节疼痛，恶风无汗而喘者，麻黄汤主之。(35)

太阳与阳明合病，喘而胸满者，不可下，宜麻黄汤。(36)

麻黄汤方：

麻黄三两（去节）　桂枝二两（去皮）　甘草一两（炙）　杏仁七十个（去皮尖）

上四味，以水九升，先煮麻黄，减二升，去上沫，内诸药，煮取二升半，去滓，温服八合。

2. 应用

本方临床主要治疗太阳伤寒表实证，但也可以用于内伤之杂病。病机为风寒外束，卫阳郁闭，营阴郁滞，辨证要点为恶寒，无汗，身痛，脉浮紧等。根据肺主皮毛、主宣发肃降、通调水道的理论，凡是由于风寒之邪束表，影响了肺气宣发肃降、通调水道等功能，而导致的呼吸系统疾病、皮肤病、水肿等病证，病机为风寒外束，肺失宣降者，均可以用本方治疗。麻黄汤为辛温发汗剂重剂，发汗力量较强，治疗当以"汗出"中病即止，发汗太过，则有亡阳之弊端。

二、葛根汤证

（一）实训医案

1. 颈项强痛案

章某，男，74岁，为服装厂退休技师，1985年11月9日初诊。患者于同年7月底行"前列腺摘除术"后外感发热，经用中西药后寒热退，同时出现双下肢萎软痛，行走需人搀扶，双侧颈项牵强疼痛，在某医院用中西药两月余，下肢症状渐好转，但颈项诸症却有增无减。症见：身体瘦癯，头项左倾，两侧颈项和后枕部僵硬麻木，牵强疼痛，转侧时疼痛益剧，头似不在脖子上，二便自调。舌质淡红，苔薄白，脉细弦。［方承康医案：江西中医药，1989，(1)：35］

（1）诊断　葛根汤证。

（2）分析与辨证　患者术后，正气亏虚，外邪乘虚侵袭体表太阳经脉，虽经治疗寒热之邪得除，但外邪郁滞太阳经脉未解，经脉气血运行不畅，失于濡养则双下肢萎软痛，行走需人搀扶，双侧颈项牵强疼痛；虽经治疗下肢症状好转，但是太阳经脉之邪仍未解除，故太阳经脉循行之颈项仍僵硬疼痛，不可转侧。舌质淡红，苔薄白，脉细弦，皆为风寒外侵，经脉津亏失养之舌脉。此证属于风寒之邪阻滞太阳经脉，经输不利。

（3）立法处方

治法：辛温解表，升津舒筋。

处方：葛根汤。

葛根40克，生麻黄10克，桂枝10克，赤白芍各30克，生甘草10克，生姜3克，大枣 12 枚。2 剂。嘱药后稍加被覆以取小汗。

二诊：患者头颈已复端正，精神振奋，谓当日药后略有汗出，颈项部隐感热辣，诸症明显减轻，颈项大松，如释重负。次日药后并无汗出，颈项症豁然若失，转侧自如，稍感头晕，病既愈，未再处方。一月后门诊遇之，谓一切良好。

（4）相关知识　本证属于太阳伤寒兼经气不利证，即在太阳伤寒证的基础上，太阳经气不利，经脉气血运行不畅，导致"项背强几几"比较明显。由于本方证存在津液亏虚的病机，故不直接用麻黄汤辛温发汗，而用桂枝汤加麻黄、葛根解表升津舒筋。葛根为主药，性味甘辛微凉，有辛散发表、解肌退热之功，还能升津液，舒筋脉，是治疗项背拘急的有效药物。用桂枝汤加麻黄，一是为调和营卫，以利太阳经气的运行；二是欲发汗解表，以治恶风无汗之表实。药理研究表明，葛根汤具有扩张脑血管、增加脑血流量、降低脑血管阻力、减慢心率、降低心肌张力，以及抗炎、抗过敏等作用。

本方需要和桂枝加葛根汤相鉴别，二者皆为太阳病兼经气不利，区别在于表实和表虚，有汗与无汗。注意本方亦需被覆取小汗，不可令大汗淋漓，否则病必不除。

2. 腹泻案

刘某，男，4 岁，1984 年 3 月 5 日诊。患儿前日汗后受凉，昨日起发生肠鸣腹泻，大便清稀带风泡沫，日数次，伴见恶寒发热，无汗，鼻塞流涕，纳呆，舌淡红，苔薄白，脉浮数。[石宜明医案：四川中医，1987，（1）：18]

（1）诊断　葛根汤证。

（2）分析与辨证　患儿感受风寒之邪，风寒外束，卫阳郁闭，营阴郁滞则无汗、恶寒、发热；风寒表邪内迫阳明，大肠传导失司则肠鸣腹泻，大便清稀带风泡沫，日数次；舌淡红、苔薄白、脉浮数为风寒外束之舌脉。证属外感风寒之腹泻。

（3）立法处方

治法：辛温解表，升阳止泻。

处方：葛根汤。

葛根 12 克，麻黄 5 克，桂枝 6 克，白芍 10 克，大枣 3 个，生姜 2 片，炙甘草 3 克。药进 1 剂腹泻减，表证除，再剂则泻止而痊。

（4）相关知识　本证属于太阳伤寒兼内迫阳明证，即在太阳伤寒证的基础上，兼有下利的症状，此下利是由于外感风寒，束于肌表，不能外解，内迫阳明，致使大肠传导失司所致。这种下利，临床多见为水粪夹杂，没有恶臭及肛门灼热感。其证虽涉及太阳、阳明两经，但仍以太阳经为主，始因太阳风寒所致，故治疗当以太阳为先，辛温解表，风寒得散而腹泻自止，此表解则里自和，所谓"逆流挽舟"之法也。方中葛根既能辛散解表，又能升津止利，对于风寒邪气内迫阳明，致使大肠传导失常的下利，有非常好的疗效，故本案运用效如桴鼓，两剂而愈。

（二）方源与拓展应用

1. 方源

太阳病，项背强几几，无汗恶风者，葛根汤主之。(31)

太阳与阳明合病，必自下利，葛根汤主之。(32)

葛根汤方：

葛根四两 麻黄三两（去节） 桂枝二两（去皮） 生姜三两（切） 甘草二两（炙） 芍药二两 大枣十二枚（擘）

上七味，以水一斗，先煮麻黄、葛根，减二升，去白沫，内诸药，煮取三升，去滓，温服一升。覆取微似汗，余如桂枝法将息及禁忌。诸汤皆仿此。

2. 应用

本方临床主要治疗太阳伤寒表实兼经气不利证，或者太阳伤寒不解，内迫阳明证。前者以太阳经脉不舒的症状比较突出，治疗当以辛温散寒，升津舒筋。临床以恶寒、无汗、项背强急为辨证要点。后者以恶寒、无汗、下利为辨证要点。因为葛根入阳明经，具有升阳止泻的作用，所以对于风寒外感、兼内迫阳明下利的太阳阳明合病，本方也有很好的治疗效果。

三、葛根加半夏汤证

（一）实训医案

1. 感冒呕吐案

任某，女，21 岁，1965 年 12 月 21 日初诊。昨日感冒，头痛头晕，身疼腰痛，恶心呕吐，恶寒，并素有腹痛大便溏泻，脉浮数，苔白。（胡希恕医案：《经方传真》，1994.88）

（1）诊断 葛根加半夏汤证。

（2）分析与辨证 本证呕吐、腹泻有明显的外感病史及相关表证表现，显系外感邪气所致，由太阳经邪气逼迫阳明，胃气上逆，故呕吐；大肠传导失常，故腹泻，证为太阳阳明合病。

（3）立法处方

治法：辛温解表，和胃止呕，逆流挽舟。

处方：葛根 12 克，麻黄 10 克，桂枝 10 克，生姜 10 克，白芍 10 克，大枣 4 枚，炙甘草 6 克，半夏 12 克。

服 1 剂症大减，2 剂症已。

（4）相关知识 本证依然属于太阳伤寒兼内迫阳明证，在太阳伤寒证的基础上，兼有阳明呕逆、腹泻的症状，此呕泻是由于风寒之邪内迫阳明，导致胃气上逆及大肠传导失司所致。所以治疗仍需辛温解表，以解阳明之邪。用葛根汤太阳阳明双解，加半夏以和胃止呕。

2. 胃痛案

陈某，男，45 岁，1979 年 8 月 17 日初诊。项背强痛，胃痛呕吐已五年。五年以来时常胃痛，每年春秋发病，去年经 X 线钡剂造影诊断：十二指肠球部溃疡。近来胃脘偏右部疼痛较剧，反酸纳呆，饭后一时许出现呕吐，并有项强，恶风无汗。脉浮紧，苔白

腻。(刘景祺医案:《经方验》,1987.10)

(1)诊断 葛根加半夏汤证。

(2)分析与辨证 本证项强,恶风,无汗,脉浮紧,为邪在太阳之征;胃痛,呕吐,纳呆,泛酸,是内迫阳明之象。证为太阳阳明合病。

(3)立法处方

治法:解表散寒,降逆和胃。

处方:葛根15克,麻黄9克,桂枝10克,生姜10克,白芍10克,大枣4枚,炙甘草6克,半夏10克。

服6剂,痛呕皆止,饮食如常。

(4)相关知识 太阳与阳明合病,可以呕吐,可以下利,也可以见胃痛之证,关键在于辨别其病机。本证与葛根汤证虽都是风寒束表,太阳阳明合病,但葛根汤证主要是因为太阳寒邪内迫阳明大肠,证见下利;而本证是太阳寒邪内迫阳明胃,导致胃气上逆或胃气壅滞。故本证用葛根汤解表散寒,加半夏以和解阳明胃腑。

(二)方源与拓展应用

1. 方源

太阳与阳明合病,不下利,但呕者,葛根加半夏汤主之。(33)

葛根加半夏汤方:

葛根四两 麻黄三两(去节) 甘草二两(炙) 芍药二两 桂枝二两(去皮)
生姜二两(切) 半夏半升(洗) 大枣十二枚(擘)

上八味,以水一斗,先煮麻黄、葛根,减二升,去白沫,内诸药,煮取三升,去滓,温服一升。覆取微似汗。

2. 应用

本方亦是用于风寒束表、内迫阳明的太阳与阳明合病之证。本证太阳与阳明合病主要是太阳邪气内犯胃腑,导致胃气上逆。方用葛根汤发散风寒,加半夏和胃降逆。若胃与大肠俱受其累,则往往会呕、利并作,其治疗仍然可以使用葛根加半夏汤。现代临床主要将本方应用于胃肠型感冒,外见风寒表实,内见呕吐下利者。

四、大青龙汤证

(一)实训医案

1. 伤寒烦躁案

邓某,男。身体健壮,时值夏令酷热,晚间当门而卧,迎风纳凉,午夜梦酣,渐转凉爽,夜深觉寒而醒,入室裹毯再寝。俄尔寒热大作,热多寒少,头痛如劈,百节如被杖,壮热无汗,渐至烦躁不安,目赤,口干,气急而喘。脉洪大而浮紧。[余瀛鳌医案:江苏中医,1959,(5):16]

(1)诊断 大青龙汤证。

（2）分析与辨证　酷热夏令，夜间迎风纳凉，感受风寒之邪，邪正交争则寒热大作，身体素壮，抗邪有力，则热多寒少；风寒束表，卫气郁闭，营阴郁滞，经脉不利，则头痛如劈，百节如被杖；寒邪闭表，阳气内郁，不得宣泄，郁而化热，则无汗、壮热、目赤、口干；热邪上扰心神则烦躁不安；热邪扰肺，肺失宣降则气急而喘。脉洪大而浮紧为风寒外束，兼有内热之脉象。此属于表寒里热，表里俱实之证。

（3）立法处方

治法：辛温散寒，兼清郁热。

处方：大青龙汤加味。

生麻黄12克，川桂枝12克，生石膏120克，杏仁泥12克，炙甘草9克，生姜9克，鲜竹叶15克。

服方后，汗出甚畅，湿及衣被，约半小时，渐渐汗少，高热已退，诸症爽然若失。又为处一清理余邪之方，兼通大便，其病果瘥。

（4）相关知识　本方属于风寒表实证兼阳郁化热证，治疗当以辛温发汗，散寒祛风，内清里热。本方证的里热为风寒外束，郁阳不得宣泄，郁而化热而形成的，所以本方中辛温发汗的麻黄和辛寒清热的石膏为最重要的药物配伍，临床治疗需要根据表寒郁闭和里热的程度来调整麻黄和石膏的用量比例。

2. 溢饮案

某女，32岁。患两手臂肿胀，沉重疼痛，难于抬举。经过询问得知，冬天用冷水洗衣物后，自觉寒气刺骨，从此便发现手臂肿痛，沉重酸楚无力，诊脉时颇觉费力。但其人形体盛壮，脉来浮弦，舌质红绛，苔白。（刘渡舟医案：《伤寒名医验案精选》，1998.56）

（1）诊断　大青龙汤证。

（2）分析与辨证　患者冬天冷水洗衣物，感受水寒之邪，水寒之邪郁遏阳气，以致四肢津液不得流畅，津液停于四肢，则手臂肿痛，水浸筋脉，筋脉失养则沉重酸楚无力，形成气滞水凝的"溢饮"证。脉来浮弦，为水饮溢表的脉象。舌质红绛为内有郁热的表现。为饮溢于表，兼有内热的溢饮证。

（3）立法处方

治法：辛温解表，散寒化饮，兼清郁热。

处方：大青龙汤。

麻黄10克，桂枝6克，生石膏6克，杏仁10克，生姜10克，大枣10枚，炙甘草6克。

服药1剂，得汗出而解。

（4）相关知识　本证属于水寒之邪郁遏阳气导致水津不运，停于四肢的溢饮证。溢饮是水饮病的一种表现形式，临床以身体疼痛沉重，其形如肿为特点。大青龙汤治溢饮，为《金匮要略》所载，但也有人认为《伤寒论》第39条大青龙汤证也属于溢饮的范畴，乃寒邪留着于四肢肌肤之间，郁闭卫阳，使气机不行，津液凝涩所致。用大青龙汤发越阳郁，俾汗出阳气通利，津液流畅则愈。

（二）方源与拓展应用

1. 方源

太阳中风，脉浮紧，发热恶寒，身疼痛，不汗出而烦躁者，大青龙汤主之。若脉微弱，汗出恶风者，不可服之，服之则厥逆，筋惕肉瞤，此为逆也。（38）

伤寒，脉浮缓，身不疼，但重，乍有轻时，无少阴证者，大青龙汤发之。（39）

大青龙汤方：

麻黄六两（去节）　桂枝二两（去皮）　甘草二两（炙）　杏仁四十枚（去皮尖）　生姜三两（切）　大枣十枚（擘）　石膏如鸡子大（碎）

上七味，以水九升，先煮麻黄，减二升，去上沫，内诸药，煮取三升，去滓，温服一升，取微似汗。汗出多者，温粉粉之。一服汗者，停后服。若复服，汗多亡阳遂虚，恶风烦躁，不得眠也。

2. 应用

本方主要治疗风寒表实兼内有郁热证，其辨证要点是不汗出而烦躁；对于水饮之邪溢于体表的溢饮证，根据"其在皮者，汗而发之"和"风能胜湿"的理论，也可以用大青龙汤发汗解表，使阳气得越，津液流通，水饮自消。所以本方临床主要治疗风寒表实兼郁热证和溢饮证。服用本方要注意：①取微似汗出者益佳，不可过汗伤阳；②若一服汗出，停后服；③若汗出过多，可用温粉扑身止汗；④若复服汗出过多，出现伤阴亡阳等变证，应及时救治。

五、小青龙汤证

（一）实训医案

1. 咳喘案

柴某，男，53岁，1994年12月3日就诊。患咳喘十余年，冬重夏轻，经过许多大医院检查，均诊为"慢性支气管炎"，选用中西药治疗而效不显，不能平卧，晨起则吐痰盈杯盈碗，背部恶寒。视其面色黧黑，舌苔水滑，切其脉弦，寸有滑象。（刘渡舟医案：《刘渡舟临证验案精选》，1996.18）

（1）诊断　小青龙汤证。

（2）分析与辨证　患者咳喘日久，寒饮内伏，肺失宣降，津液内停，变为寒痰冷饮，则吐痰盈杯盈碗；寒饮之邪停于心胸，导致胸阳不振，则背部恶寒；寒饮之邪上射于肺，肺失宣降，则进一步加重咳喘之症；寒饮阻于胸膈，营卫气血不能上荣于面，则面色黧黑；舌苔水滑，脉弦，皆水饮内停之舌脉。此证属于寒饮内伏，肺失宣降。

（3）立法处方

治法：温肺化饮，宣肺止咳平喘。

处方：小青龙汤。

麻黄9克，桂枝10克，干姜9克，五味子9克，细辛6克，半夏14克，白芍9克，炙甘草10克。

服7剂咳喘大减，吐痰减少，夜能卧寐，胸中觉畅，后以《金匮要略》桂苓五味甘草汤加杏仁、半夏、干姜正邪并顾之法治疗而愈。

（4）相关知识　本证属于寒饮内伏，肺失宣降，治疗当以温肺化饮，宣肺止咳平喘为主。故用干姜、细辛、半夏以温肺化饮，用麻黄、桂枝以宣散肺气，配合白芍、五味子之酸敛肺气，一宣一敛，以恢复肺脏宣发肃降及通调水道的功能，水精四布，则饮邪自消。

2. 水肿案

伍某，男，38岁。自诉患气管炎多年，时愈时发，不能劳动。3天前因受寒而发，咳逆倚息不得平卧，继而全身水肿，腹大如鼓，尿常规检查：蛋白（＋＋＋），脓细胞少许，颗粒管型（＋＋），西医诊断为急性肾炎。曾用中西药治疗，均为清热、利水、消炎之药，但病势未减。刻诊全身皆肿，按之凹而不起，小便减少，咳痰不利，脉浮有力，沉取则弦。［易桂生医案：陕西中医，2008，29（4）：494］

（1）诊断　小青龙汤证。

（2）分析与辨证　患者素患气管炎多年，宿饮内停，复感风寒之邪，外寒夹内饮，上冲于肺则咳逆倚息不得平卧，水泛四肢则全身水肿；水流肠间则腹大如鼓；肺失宣降，不能通调水道、下输膀胱则小便减少。脉浮有力、沉取则弦为风寒外束、痰饮内停之脉象。

（3）立法处方

治法：散寒化饮，止咳平喘。

处方：小青龙汤。

麻黄、桂枝、白芍各10克，半夏12克，干姜、细辛、五味子、甘草各6克。

3剂后小便增多，肿消大半，咳喘减轻，已能平卧，复查尿常规：蛋白（＋＋），少数红白细胞，脉已较前缓和，继服原方4剂后，肿消喘定，小便通畅，精神佳，脉缓舌润。随访数年未复发。

（4）相关知识　本案有支气管炎病史多年，全身水肿起于外感咳喘之后，其肿显系肺通调水道失常所致，究其原因，仍为寒饮犯肺之证，为风寒之邪引动宿饮，属风寒之邪夹水饮之证，仍是小青龙汤的适应证。由于风寒之邪侵袭体表，肺气宣降失常，通调水道功能失司，同时兼有宿饮内停，共同导致水饮内泛。其实，小青龙证条文中的"或然证"就有因肺不能通调水道引起的少腹满、小便不利的症状，这说明无论何种原因，只要影响肺的通调水道功能，都可以继发小便不利、水肿等水液代谢失调的病证。

3. 肺胀案

陈某，女，59岁，美国华侨，1986年9月17日诊。咳喘痰多反复发作四月余，伴胸痛一周，入院前曾在美国多方求治数家医院，用多种抗生素及止咳药无效，咳嗽渐甚，痰多质稀，近一周伴右侧胸胁疼痛，咳嗽气促，病情加重，故专程从美国回祖国治疗。诊时神疲乏力，咳嗽痰多，质稀色白，卧则气短，右胸胁疼痛，咳唾转侧左侧亦有引痛，口渴喜热饮，舌淡偏暗、苔白略滑，脉细滑。体温：37.1℃~37.5℃；脉搏：96~100 次/分；呼吸：22 次/分；血压：100/60mmHg。右胸稍隆起，叩诊过清音，左下肺呈浊音；右侧语颤强，左侧语颤减弱，双肺呼吸音减弱，以左侧为甚；右下肺闻及湿性啰音。痰培养：肺炎双球菌（＋）。白细胞 11.4×10^9/L，中性 0.77，淋巴 0.22。胸透及 X 光片示：双肺纹理增粗，左胸膜增厚粘连，左肋膈角变钝，见有移动性液体，左膈活动受限，右肋膈角稍钝，密度增高，左上肺陈旧性肺结核。[熊曼琪医案：新中医，1989，(4)：18]

（1）诊断　悬饮（小青龙汤证）。

（2）分析与辨证　从其咳嗽痰多、气短、胸胁疼痛，以及胸透所示，当属于"悬饮"病证范畴。但本患者有咳嗽反复发作病史，所咳之痰质稀色白，口渴喜热饮，则为寒饮为患无疑。虽已成悬饮之证，但究系肺胃寒饮所成，符合小青龙汤证之病机特点。

（3）立法处方

治法：温肺化饮，宣肺止咳。

处方：小青龙汤加味。

炙麻黄 10 克，干姜 6 克，法半夏 12 克，桂枝 10 克，白芍 10 克，五味子 6 克，炙甘草 6 克，细辛 3 克，杏仁 12 克，桃仁 15 克，云茯苓 15 克，丝瓜络 15 克。水煎服，每日 1 剂。

服药 3 剂，咳嗽、胸痛等症明显减轻，咳痰少，可平卧。以此方加减进服 20 余剂，呼吸平顺，卧起行走自如，咳嗽、胸痛等症均愈，出院时查各生理常数均正常。为巩固疗效，带本方数剂，加用理中丸以调理善后。

（4）相关知识　本病证以其临床表现，当属于"悬饮"之证，为水饮停于胸胁，脉络受阻，肺气不利所致。治悬饮，常用十枣汤方，然本案患者病久体虚，恐不堪峻逐，故拟温肺化饮，予以小青龙汤治疗。小青龙汤证病位是以肺胃为中心，若寒饮较盛，满溢泛滥，流于胸胁，也可导致悬饮之患。临床应灵活辨证，治病求本，总属寒饮内停，径用小青龙汤温肺化饮取效。

（二）方源与拓展应用

1. 方源

伤寒表不解，心下有水气，干呕，发热而咳，或渴，或利，或噎，或小便不利，少腹满，或喘者，小青龙汤主之。(40)

伤寒，心下有水气，咳而微喘，发热不渴，服汤已，渴者，此寒去欲解也，小青龙汤主之。(41)

小青龙汤方：

麻黄（去节）、芍药、细辛、干姜、甘草（炙）、桂枝各三两（去皮）　五味子半升　半夏半升（洗）

上八味，以水一斗，先煮麻黄，减二升，去上沫，内诸药，取三升，去滓，温服一升。

2. 应用

本方临床上主要用于治疗太阳伤寒兼水饮内停证，以寒热咳喘、痰稀色白、舌苔水滑、脉弦紧为辨证要点。由于麻黄、桂枝还有辛温宣肺之功效，所以痰饮内伏，影响肺气宣降引起的咳喘病证，本方亦可治疗。临床上对于风寒之邪影响肺气宣发肃降，而致肺通调水道功能失常的水肿证，本方也可以治疗。小青龙汤为治疗寒饮咳喘之方，然而其性辛烈发散，用之不当容易伐阴动阳，故刘渡舟教授指出使用本方应掌握以下几个关键环节：①辨气色：患者面部出现鼇黑之色，称为"水色"；或者头额、鼻柱、两颊、颏下的皮里肉外出现黑斑，称为"水斑"；或两目周围呈现黑圈，相互对称，称为"水环"。②辨脉：其脉多弦，或者浮紧。③辨舌：舌苔多见水滑，舌质一般变化不大。④辨痰涎：痰清稀，形如泡沫，落地则顷刻化水；亦有咳出之痰，明亮晶彻，形同鸡蛋清状，痰冷如凉粉。还要注意辨兼证。

第三节　太阳表郁轻证

一、桂枝麻黄各半汤证、桂枝二麻黄一汤证

（一）实训医案

1. 表郁轻证案

李某，男，49 岁，1963 年 4 月 10 日就诊。恶寒战栗，发热，热后汗出身凉，日发一次，连续三日。伴见头痛，肢楚，腰疼，咳嗽痰少，食欲不振，二便自调。脉浮紧，舌苔白厚而滑。（俞长荣医案：《伤寒论汇要分析》，1964.70）

（1）诊断　桂枝二麻黄一汤证。

（2）分析与辨证　恶寒发热，头痛肢楚，日发一次，连续三日，但无心烦喜呕，胸胁苦满，知未入少阳；又二便自调，知未传阳明。所以，病仍在太阳，治仍当以解表为法。

（3）立法处方

治法：辛温解表，微发其汗。

处方：桂枝二麻黄一汤。

桂枝 9 克，白芍 9 克，杏仁 6 克，炙甘草 6 克，生姜 6 克，麻黄 4.5 克，大枣 3 枚。

服药后，寒热已除，诸症悉减。现唯心悸少气，昨起腹中微痛而喜按。大便正常，脉转弦缓。此因外邪初解，荣血不足，气滞使然，遂与小建中汤，1 剂而安。

（4）相关知识　本证依据排除法，可断为邪在太阳之表，用解表之法，方向正确。病人其脉浮紧，本当麻黄取汗，但虑已出汗，不便峻剂发表，故取桂二麻一汤以微发其汗，宣利肺气。本方是小剂桂枝汤稍加解表发汗之品，是微汗之法。

2. 寒热案

刘某，女，12 岁。初春感受风寒邪气，头痛发热，家人自购"平热散"，服药后汗出较多，随后发热消退。但第二天发热恶寒如疟疾之发作，上午一次，下午二次。脉浮略数，舌苔薄白而润。（刘渡舟医案：《伤寒名医验案精选》，1998.72）

（1）诊断　桂枝二麻黄一汤证。

（2）分析与辨证　本证寒热如疟，呈阵发性发作，一日发作三次，但又不同于少阳病之寒热往来，病在太阳之表。患者已服解表之药，邪气部分已去，次日发热恶寒阵作，为邪气稽留于表之故，故治仍当解表，当微汗出愈。

（3）立法处方

治法：辛温解表，微发其汗。

处方：桂枝二麻黄一汤。

桂枝 5 克，白芍 5 克，生姜 5 克，大枣 3 枚，麻黄 3 克，杏仁 3 克，炙甘草 3 克。1 剂。

药后得微汗出而解。

（4）相关知识　大凡先发热而后恶寒，或发热恶寒同时并存，寒热一天发作两次或数次，如疟状，大多属于太阳病变，多由表证发汗太过，损伤营卫，而邪气又得不到彻解所致。此类病证，或用桂麻各半，或用桂二麻一，效果理想。本案究其原因，即属于发汗太过，在表之邪气反而稽留不解，所以用桂枝二麻黄一汤小汗之法治疗。

3. 术后恶寒发热案

刘某，女，45 岁，河北人，2011 年 4 月 15 日就诊。妇科恶性肿瘤术后两个月（子宫摘除术），半身发凉，怕冷，时有发热汗出，一日发作数次。伴有腰部湿疹、瘙痒，小腹部瘙痒，大便易干。查血红蛋白 105g/L，血小板 301g/L。舌淡，脉细。（陈明医案：录自临证验案）

（1）诊断　桂枝麻黄各半汤证。

（2）分析与辨证　术后正气不足，邪气乘虚侵袭，郁遏营卫，故见发热汗出，呈阵发性发作。半身发凉、怕冷，为营卫不和之象。邪郁肌表，营卫不畅，则可见皮肤瘙痒等症。证属邪郁肌表，营卫不和，所以治当小发其汗为法。

（3）立法处方

治法：辛温解表，小发其汗。

处方：桂枝麻黄各半汤加味。

桂枝 6 克，白芍 6 克，生麻黄 6 克，杏仁 6 克，炙甘草 3 克，生姜 3 克，大枣 4 克，生黄芪 15 克，白蒺藜 10 克，白鲜皮 20 克，当归 10 克，制首乌 18 克。14 剂。

2011 年 5 月 19 日二诊：上方服 14 剂，发热汗出除，怕冷减，湿疹瘙痒愈。大便不爽。舌苔薄黄腻，脉沉细。清扫肿瘤残余，处桂枝茯苓丸加味：

桂枝 10 克，茯苓 30 克，丹皮 15 克，赤芍 15 克，当归 10 克，玄参 30 克，浙贝 15 克，生牡蛎 30 克（先下），三棱 10 克，莪术 10 克，海藻 30 克，川楝子 10 克，玄胡 10

克 。嘱服一月后，改汤剂为丸，再服4个月。

（4）相关知识　桂枝麻黄各半汤证属于表郁轻证，邪气轻微，正气亦不足，不能迅速鼓邪外出，造成邪郁肌表，久久不解，但症状又不严重的表现。这种情况多见于外感病经不正确的方法治疗后，或病人延误不医，或者是术后感邪，或者是继发于其他疾病之后等等，邪气不若太阳伤寒之重，治疗上当小发其汗为妥。至于皮肤瘙痒或痒疹，本是太阳病常见的证候，就桂枝麻黄各半汤证而言，就有"以其不得小汗出，身必痒"的表现，所以对于皮肤痒疹之疾，解表之法为临床所常用。

4. 胸痹案

韩某，女，61岁，2005年4月9日初诊。患风湿性心脏病、二尖瓣狭窄30年。两个月前因外感，自服感康、阿莫西林等药，4天后恶寒、发热消失，精神较前好转，但仍纳差，伴疲乏无力，嗜卧，时有心胸部紧束、手抓感，影响日常生活。多次求诊于中、西医，并经多项检查，除二尖瓣狭窄、右室增大、心肌缺血外，未发现其他病变。曾服中西药治疗，症状未改善，经介绍前来诊治。诊见：患者形体消瘦，二尖瓣面容，神疲无力，嗜卧，难以入睡，时有心胸部紧束、手抓感，不思饮食，二便正常，舌质暗红、苔白，脉略浮。[宋俊生医案：新中医，2006，（1）：72]

（1）诊断　桂枝麻黄各半汤证。

（2）分析与辨证　本案素患心脏病，感受外邪，初用发汗解表之法，寒热虽除，但邪气未尽，遗留于肌表，且正气受到一定程度损伤，故表现为神疲乏力、嗜卧；太阳与少阴相表里，且患者本有心脏疾患，故太阳感受邪气，影响少阴心脏，气机不畅，而见心胸部发紧，欲以手抓为快；外感邪气，胃气不振，故不思饮食。舌脉之象亦示表邪郁而不去之征。

（3）立法处方

治法：辛温解表，小发其汗。

处方：桂枝麻黄各半汤加味。

桂枝、苦杏仁、羌活各6克，白芍、炙甘草、麻黄各3克，大枣4枚，生姜3片。3剂，每天1剂，水煎，分2次服。

4月13日二诊：疲乏无力、心胸部紧束、手抓感消失，周身轻爽，仍纳差，舌质暗红、苔白，脉较前和缓。表证已解，遂改以补气活血为主。

处方：黄芪、丹参、茯苓、炙甘草、鸡内金各10克，神曲、莱菔子、扁豆各15克，砂仁6克。3剂，每天1剂，水煎，分2次服。

药后胃纳转佳，运动过量时尚有胸闷感，无其他不适。仍续服原改善心功能药物调理。

（4）相关知识　本病证虽然没有明显的阵发性的发热恶寒，但纵观其病情表现，仍然属于表邪郁于肌表的证候，表邪郁久，正气往往不足，解表则伤正，扶正则碍邪，这种状态下运用小汗之法，不失为一正确治疗方法。

（二）方源与拓展应用

1. 方源

太阳病，得之八九日，如疟状，发热恶寒，热多寒少，其人不呕，清便欲自可，一日二三度发。脉微缓者，为欲愈也；脉微而恶寒者，此阴阳俱虚，不可更发汗、更下、更吐也；面色反有热色者，未欲解也，以其不能得小汗出，身必痒，宜桂枝麻黄各半汤。（23）

桂枝麻黄各半汤方：

桂枝一两十六铢（去皮）　芍药、生姜（切）、甘草（炙）、麻黄各一两（去节）大枣四枚（擘）　杏仁二十四枚（汤浸，去皮尖及两仁者）

上七味，以水五升，先煮麻黄一二沸，去上沫，内诸药，煮取一升八合，去滓，温服六合。本云，桂枝汤三合，麻黄汤三合，并为六合，顿服。将息如上法。

服桂枝汤，大汗出，脉洪大者，与桂枝汤，如前法。若形似疟，一日再发者，汗出必解，宜桂枝二麻黄一汤。（25）

桂枝二麻黄一汤方：

桂枝一两十七铢（去皮）　芍药一两六铢　麻黄十六铢（去节）　生姜一两六铢（切）　杏仁十六个（去皮尖）　甘草一两二铢（炙）　大枣五枚（擘）

上七味，以水五升，先煮麻黄一二沸，去上沫，内诸药，煮取二升，去滓，温服一升，日再服。本云：桂枝汤二分，麻黄汤一分，合为二升，分再服。今合为一方，将息如前法。

2. 应用

掌握上述二证的辨证要点很重要，因为表邪稽留日久，往往内传阳明或少阳，尤其是本证出现寒热阵作的表现，与少阳病寒热往来极易混淆，稍不注意，就有可能辨证失误。本证虽病如疟状，但寒热并见，一日二三度发，其人不呕，则知道并没有传入少阳；虽然热多寒少，但清便欲自可，则知不属阳明。《伤寒论》第5条指出："阳明少阳证不见者，为不传也。"既是不传，则仍病在太阳，由日久邪微，正气抗邪外出，欲从汗解，而汗出不彻所致。表气郁滞，不得不汗；而其病日久，又不可大汗。如此，宜桂枝麻黄各半汤，小发其汗。桂枝二麻黄一汤证与之相同而轻，故只在解肌方中略加发汗之品，以微发其汗。

临床上，上述病证多见于年幼或年老以及久病体弱的患者。无论伤寒或中风，只要是表邪稽留日久不解，而且证情较轻，寒热如疟者，均可以用上二方治疗。

桂枝汤与麻黄汤合方运用，是张仲景的独创发明，开创了后世合方运用的先河。

二、桂枝二越婢一汤证

（一）实训医案

1. 外感发热案

王某，女，20岁，1963年10月15日初诊。三日前因接触冷水，当时即感有寒意。

昨日上午开始头痛，恶寒发热，热多寒少，伴发咳嗽，咳痰白黏。今晨仍头痛发热（体温38.2℃），虽得微汗出，但尚恶风，喜着厚衣，咳嗽，痰色转褐色，咽痛而干，口渴而不多饮，胃纳欠佳，腰背酸痛（据云今年二月分娩后，因不慎闪挫，以致腰痛至今），二便自调，形体较瘦，神色尚无异常，舌质无变，苔薄黄而滑，六脉滑数。（俞长荣医案：《伤寒论汇要分析》，1964.45）

（1）诊断　桂枝二越婢一汤证。

（2）分析与辨证　患者分娩之后闪伤腰痛已八个月，元气受戕可知。病发于暮秋入冬之际，天气骤冷，风寒有机可乘，唯其体虚形瘦，应虑秋令燥气早伏；更因冒寒触冷，邪由皮毛袭肺，寒邪与燥气相搏，营卫失调，恶寒发热。卫失捍卫之权，遂恶风而喜厚衣；营不流畅，故手足欠温。寒邪滞于经络，故头痛背疼。表邪入里化热，热伤津液不甚，肺气不宣，故咳嗽，痰色转为褐色，故咽痛而干，口渴而不多饮。见症始两日，不烦不呕，二便自调，应作伤寒太阳证治例，但燥气内伏，又当稍变其制。诊断为伤寒夹燥，即俗所谓"寒包火"之证。

（3）立法处方

治法：微发其汗，兼清郁热。

处方：桂枝二越婢一汤。

桂枝9克，芍药9克，麻黄6克，杏仁6克，甘草6克，生姜6克，石膏48克，红枣3枚。

仅服1剂，除因闪伤腰痛宿疾外，诸症悉除。继以自创"忍冬路通汤"专治其腰痛。

（4）相关知识　桂枝二越婢一汤证为表郁三证之一，桂枝麻黄各半汤证、桂枝二麻黄一汤证、桂枝二越婢一汤证三证比较，病机均为表郁邪微，症状均有发热恶寒、热多寒少、无汗或汗出不畅、脉浮等，治用辛温微汗。但桂麻各半汤证为表郁稍重，表现为寒热一日二三度发，治以小发其汗；桂枝二麻黄一汤证，表郁较轻，表现为寒热一日再发，治以微发其汗；桂枝二越婢一汤证，属表郁兼内热，除寒热并见外，尚有轻微里热烦躁，治以辛温发汗，兼清郁热。

此外，桂枝二越婢一汤证为表郁兼里热，与大青龙汤证相似，两者比较，其病机均为外寒兼内热，方由麻黄汤合桂枝汤加石膏衍化而成。本证为外寒内热之轻证，治宜小汗；大青龙汤证为外寒内热之重证，治宜峻汗。

2. 表郁内热案

张某，男，27岁，2005年10月某日就诊。素禀体壮，燥热体质。秋季感邪，恶寒，鼻塞，流涕清稀，喷嚏，咽干。一医开银翘解毒丸，治疗3天，不见效果。反致发热、恶寒、汗出、心烦、咽痛、鼻塞流浊涕。迁延2周不愈。舌质红，舌苔薄白，脉浮缓。（陈明医案：录自临证验案）

（1）诊断　桂枝二越婢一汤证。

（2）分析与辨证　本案燥热体质，风寒外感，宜辛温解表，兼以清热，纯用辛凉，致表寒郁而不解，阳气随之内郁。发热、恶寒、汗出，为风寒在表；心烦、咽痛，鼻塞流浊涕，为内有郁热，符合桂枝二越婢一汤证之特点。

（3）立法处方

治法：微发其汗，兼清郁热。

处方：桂枝二越婢一汤。

桂枝 10 克，白芍 10 克，麻黄 6 克，杏仁 6 克，甘草 3 克，生姜 3 克，石膏 15 克，大枣 3 克。

3 剂而愈。

（4）相关知识　目前临床，一见"流感"、肺炎，即谓是热性病，率用辛凉为主，银翘、桑菊广为运用，甚至用大寒之大青叶、板蓝根之属，美其名曰这些药能抑制病毒生长，而根本不去辨证风寒或是温热。至今国内感冒药市场为寒凉药所占领。结果是：本来用辛温解表的麻黄汤、桂枝汤，一二剂就能解决风寒感冒的患者，却随意用寒凉药，导致表寒不得外散，早早闭郁，令外感久久不解，酿成久咳不已，或低烧不退，或咽喉不利等后果，而医者竟然不知反省，本案患者就是明证。医生畏惧麻、桂之剂，使患者体表束缚的一层寒邪，得不到及时的温散，反而被银翘寒凉之药所郁遏，始终得不到外出的机会。张仲景在大青龙汤证中说："不汗出而烦躁"，只举其一。推广其义而言，如果这样治疗，则也会有"不汗出而喘"、"不汗出而发热不退"、"不汗出而头痛不解"等等。

（二）方源与拓展应用

1. 方源

太阳病，发热恶寒，热多寒少。脉微弱者，此无阳也，不可发汗。宜桂枝二越婢一汤。（27）

桂枝二越婢一汤方：

桂枝（去皮）　芍药、麻黄、甘草各十八铢（炙）　大枣四枚（擘）　生姜一两二铢（切）　石膏二十四铢（碎，绵裹）

上七味，以水五升，先煮麻黄一二沸，去上沫，内诸药，煮取二升，去滓，温服一升。本云：当裁为越婢汤、桂枝汤合之，饮一升。今合为一方，桂枝汤二分，越婢汤一分。

2. 应用

太阳表证，就其证治要领而言，有麻黄汤之峻汗、桂枝汤之和汗，此为定法。然而病情复杂多变，即使在表证范畴之中，仍需随机变法。如需用辛温发汗，而又不宜上二方者，则有小发汗、微发汗之变。桂枝二越婢一汤属于微汗兼清里热之法，则是定法中之活法。若能循此规律，并证之临床，则方可方外有方，法外有法。

上述表郁三方：桂枝麻黄各半汤、桂枝二麻黄一汤、桂枝二越婢一汤。在外感病中，三方都用于风寒外感，日久邪微，表郁不解者；在杂病中，常加减用于皮肤瘙痒、甲状腺炎、便秘、神经官能症等。其应用要点是以《伤寒论》中所述寒热如疟、身痒为特点，以外邪不解、表闭邪轻为病机，抓住这一关键，就可将表郁三方灵活运用于各种疾病。

复习思考题

1. 试述桂枝汤的病机、辨证要点和临床应用。
2. 桂枝加附子汤证和桂枝新加汤证在临床运用上有何异同？
3. 桂枝加附子汤证和桂枝汤都可以用于汗出恶风，临床上应如何区别？
4. 通过学习临床验案，详细比较桂枝汤及其各加减方的临床运用异同。
5. 试述麻黄汤证的病机、辨证要点和临床应用。
6. 如何鉴别葛根汤证与桂枝加葛根汤证？
7. 临床治喘，如何区别运用麻黄汤与桂枝加厚朴杏子汤、小青龙汤？
8. 试述大青龙汤与小青龙汤临床运用之异同点。
9. 临床上如何区别使用桂枝麻黄各半汤与桂枝二越婢一汤？
10. 桂枝二越婢一汤与大青龙汤都可以治疗外寒内热，二者的区别是什么？
11. 从临床运用上看，桂枝麻黄各半汤证是桂枝汤证与麻黄汤证相合之轻证吗？

第二单元 太阳病兼变证

【实训内容】

太阳病兼变证各证型的基本病机、证候特点、治则治法、方剂运用。

【实训要求】

1. 熟悉栀子豉汤类证、痞证的证候特点。

2. 掌握麻杏甘石汤证、葛根芩连汤证、桂枝甘草汤类方证、苓桂术甘汤证、厚朴生姜半夏甘草人参汤证、小建中汤证、桂枝人参汤证、芍药甘草汤证、炙甘草汤证、五苓散证、茯苓甘草汤证、桃核承气汤证、抵当汤（丸）证、陷胸汤类方证、泻心汤类方证、旋覆代赭汤证、黄连汤证的病机、临床特点、治法及运用技巧。

【重点与难点】

证候之间的鉴别要点及临床意义。

【实训方法】

1. 利用多媒体演示相关临床表现。

2. 找志愿者模拟标准化病人演示有关内容。

3. 安排学生分组练习，分别作为医生或患者，学习有关实践内容，如病情陈述、临床信息采集等。

4. 通过分析病情，掌握辨证论治的基本方法。

第一节　热　证

一、栀子豉汤证、栀子生姜豉汤证

（一）实训医案

1. 烦躁懊㤭案

袁某，男，24 岁。患伤寒恶寒，发热，头痛，无汗，予麻黄汤一剂，不增减药味，服后汗出即瘥。历大半日许，患者即感心烦，渐渐增剧，自言心中似有万虑纠缠，意难摒弃，有时闷乱不堪，神若无主，辗转床褥，不得安睡，其妻仓皇，恐生恶变，乃复迎余，同往诊视。见其神情急躁，面容怫郁。脉微浮带数，两寸尤显，舌尖红，苔白，身无寒热，以手按其胸腹，柔软而无所苦，询其病情，曰：心乱如麻，言难表述。（《湖北中医医案选集·第一辑》，1978.18）

（1）诊断　栀子豉汤证。

（2）分析与辨证　病人初患太阳伤寒证，由于风寒闭表，阳郁容易化热，用麻黄汤辛温发汗，体表太阳伤寒得解，而体内余热未消，余热内扰心神故心烦意乱，辗转难眠，神情急躁；脉微浮数，两寸尤显，舌尖红，表明郁热在上焦胸膈；表证已解，故身无寒热；因无形之邪热未与实邪结聚，故手按其胸腹，柔软而无所苦。证属虚热内扰胸膈。

（3）立法处方

治法：清宣郁热。

处方：栀子豉汤。

栀子 9 克，淡豆豉 9 克。先煎栀子，后纳豆豉。

一服烦稍安，再服病若失。

（4）相关知识　本证属于热扰胸膈证，这里的热邪未与体内的糟粕相结聚，为无形之邪热，热扰胸膈，上扰心神，影响心主神志的功能，治疗当以清宣郁热为主。

2. 便秘案

郑某，胃脘疼痛，医治之，痛不减，反增大便秘结，胸中满闷不舒，懊恼欲呕，辗转难眠，食少神疲，历七八日。适我下乡防疫初返，过其门，遂邀诊视。按其脉沉弦而滑，验其舌黄腻而浊，验其方多桂附、香砂之属。此本系宿食为患，初只需消导之品，或可获愈，今迁延多日，酿成"夹食致虚"，补之固不可，下之亦不宜。（俞长荣医案：《伤寒论汇要分析》，1964.66）

（1）诊断　栀子生姜豉汤证。

（2）分析与辨证　患者宿食内停而胃脘疼痛，治疗不当，迁延日久，郁而化热，郁热内扰胸膈，肺气不宣则胸中满闷不舒，郁热内扰心神则懊恼，辗转反侧，中焦郁热，胃气不降则欲呕，受纳失常则食少神疲。宿食内停兼中焦气机升降失常，胃气不降则大便秘结。脉沉弦滑、舌苔黄腻为宿食内停兼有郁热之象。

（3）立法处方

治法：清宣郁热，和胃止呕。

处方：栀子生姜豉汤。

栀子9克，生姜9克，淡豆豉9克。分温作二服，若一服吐，便止后服。

服后，并无呕吐，且觉胸舒痛减，遂尽剂。翌日，病家来谢，称服药尽剂后，诸症均瘥，昨夜安然入睡，今晨大便已下，并能进食少许。

（4）相关知识　本证属于中焦郁热，上扰胸膈证，这里的大便秘结，为中焦郁热，气机升降失常导致的，非邪热与糟粕相结的阳明腑实证。所以用栀子和豆豉轻宣中上焦的郁热，用生姜和胃止呕，郁热得散，气机通畅，则大便自调。

（二）方源与拓展应用

1. 方源

发汗吐下后，虚烦不得眠，若剧者，必反覆颠倒，心中懊憹，栀子豉汤主之；若少气者，栀子甘草豉汤主之；若呕者，栀子生姜豉汤主之。（76）

发汗，若下之，而烦热，胸中窒者，栀子豉汤主之。（77）

伤寒五六日，大下之后，身热不去，心中结痛者，未欲解也，栀子豉汤主之。（78）

栀子豉汤方：

栀子十四个（擘）　香豉四合（绵裹）

栀子甘草豉汤方：

栀子十四个（擘）　甘草二两（炙）　香豉四合（绵裹）

栀子生姜豉汤方：

栀子十四个（擘）　生姜五两（切）　香豉四合（绵裹）

上二（三）味，以水四升，先煮栀子（甘草、生姜）取二升半；内豉，煮取一升半，去滓，分二服，温进一服，得吐者，止后服。

2. 应用

本方临床主要用于热郁胸膈证，临床的辨证要点为心烦不眠，心中懊憹，反覆颠倒，或胸中窒，或心中结痛，苔黄等。其基本病机为无形之邪热郁于胸膈，凡是胸膈郁热导致的各种病证，本方都可以治疗。本方药少精专，主要针对无形之邪热，出现兼证需要随证加药，如伴有气虚者，则加甘草补中益气；如伴有呕吐者，加生姜和胃止呕。

二、栀子厚朴汤证

（一）实训医案

烦躁案

曹某，女，72岁，1995年10月26日初诊。心烦懊憹持续两年，近有逐渐加重之势。西医诊断为神经官能症，给服镇静安神药，未见好转，转请中医治疗。刻下心烦，苦不堪言，家人体恤其情，谨慎扶持，亦不能称其心，反遭斥呵。烦躁不宁，焦虑不安，烦急时欲用棍棒捶打胸腹方略觉舒畅。脐部筑动上冲于心，筑则心烦愈重，并有脘腹胀满如物阻塞之感。伴失眠，惊惕不安，呕恶纳呆，大便不调，溺黄。舌尖红，苔腻，脉弦滑。（刘渡舟医案：《刘渡舟临证验案精选》，1996.47）

（1）诊断　栀子厚朴汤证。

（2）分析与辨证　本案以心烦懊侬、脘腹胀满为主要表现，为热郁胸膈，下及脘腹。虽腹满，但无疼痛拒按、大便不通等实证，犹为无形邪热之郁结，非阳明可下之证。符合栀子厚朴汤证特点。

（3）立法处方

治法：清热除烦，宽中除满。

处方：栀子厚朴汤。

栀子 14 克，枳实 10 克，厚朴 15 克。

7 剂药后，心烦减半，心胸霍然畅通，性情渐趋平稳安静，夜能寐，食渐增，获此殊效，病家称奇，又自进 7 剂。复诊时仍有睡眠多梦、口舌干燥、口苦太息、小便黄赤等热未全解之症。转方用柴芩温胆汤合栀子厚朴汤，清化痰热，治疗月余而病除。

（4）相关知识　伤寒下后，余热未尽，留扰胸膈，气壅于腹，则心烦腹满，卧起不安。由心烦再见腹满，说明无形邪热已由胸膈下行及腹，病变部位已渐趋里。故在栀子豉汤中减去轻浮上越之香豉，加厚朴、枳实以下气消满。若有燥屎结聚，大便秘结而腹满，则为承气汤证也。

（二）方源与拓展应用

1. 方源

伤寒下后，心烦腹满，卧起不安者，栀子厚朴汤主之。(79)

栀子厚朴汤方：

栀子十四个（擘）　厚朴四两（炙，去皮）　枳实四枚（水浸，炙令黄）

上三味，以水三升半，煮取一升半，去滓，分二服，温进一服。得吐者，止后服。

2. 应用

本方栀子苦寒，善清三焦之火，为除烦之要药；厚朴苦温，枳实苦寒，二者配伍善行腹中之气，消痞除满。本证与栀子豉汤证比较，其病变部位更深、更下，故不用豆豉之宣透，病未至阳明腑实，故不用大黄通下，可视为栀子豉汤证与小承气汤证的一个中间阶段。正如刘渡舟《伤寒论诠解》所说："栀子厚朴汤即小承气汤去大黄，加栀子而成，亦可看做是栀子豉汤与小承气汤化裁的合方。因其腹满仅是气滞而无腑实，故不用大黄泻下；又因其表邪已化热入里，迫及脘腹，故不用豆豉之宣透。"本方可用于传染性疾病，如伤寒、副伤寒后期，消化不良、黄疸、泄泻等消化系统疾病；神经官能症、狂证、郁证等精神类疾病。但要抓住上焦有热、中焦气滞之病机。

三、栀子干姜汤证

（一）实训医案

上热中寒案

李某，男，42岁，2001年5月13日就诊。10日前因食不洁海鲜，发生严重恶心、呕吐、腹痛、泄泻。经西医应用输液疗法，给服黄连素、氟哌酸等治疗5日后，症状明显好转，但大便仍溏泄，且感胃中寒冷隐痛不止。近五日来常感心中烦热不安，胃中寒冷隐痛，大便溏泄，日3～4次。舌质淡红，苔白微腻，脉弦细。［顾文忠医案：实用中医药杂志，2002，18（6）：43］

（1）**诊断** 栀子干姜汤证。

（2）**分析与辨证** 本案大便溏泄，胃中寒冷隐痛不止，为中焦虚寒之象；同时又常感心中烦热，则为热扰胸膈之证。辨为上热中寒是为正确，符合栀子干姜汤证特点。

（3）**立法处方**

治法：清上温中。

处方：栀子干姜汤。

生栀子15克，淡干姜10克。

日1剂，以水350毫升，煎取150毫升，去渣，分早、中、晚3次服完，每次饭前半小时温服50毫升。

上方连服3日，患者即感心中烦热去，胃中冷痛止，大便也成形。

（4）**相关知识** 栀子苦寒，清胸中之郁热而除烦；干姜辛热，温中焦之阳而散寒。二药辛开苦泄，寒温并用，各司其职，既不使栀子伤中，又不令干姜增热，互相监制，药性虽反，而功各奏。本方证是《伤寒论》第一个讲寒热错杂的方证，属于上热中寒证，具有一定的代表性。以张仲景使用干姜来看，证中必有下利的表现。

（二）方源与拓展应用

1. 方源

伤寒，医以丸药大下之，身热不去，微烦者，栀子干姜汤主之。（80）

栀子干姜汤方：

栀子十四个（擘） 干姜二两

上二味，以水三升半，煮取一升半，去滓，分二服，温进一服。得吐者，止后服。

2. 应用

栀子干姜汤以其病机可用于上焦有热、中焦有寒的所有病症，从本证的主症的临床分类而言，可将本方广泛地运用于消化系统疾病、心血管系统及神经内分泌系统的病症治疗。其辨证要点是：心烦、身热、下利、腹痛、食少等，尤以心烦、下利两症为使用栀子干姜汤之必需。

四、麻黄杏仁甘草石膏汤证

（一）实训医案

1. 高热案

邱某，患肺炎，高热不退，咳嗽频剧，呼吸喘促，胸膈疼痛，痰中夹有浅褐色血液，间有谵妄如见鬼状，请我及某医师会诊。患者体温40℃，脉象洪大。拟给予麻杏甘石汤，某医师不大同意。他认为痰中夹血，难胜麻黄辛散，主张注射青霉素兼进白虎汤。我说，此证注射青霉素固未尝不可，但用之少量无效，用大量则病家负担不起（时在上世纪50年代中期——编者注）。至于用白虎汤似嫌太早，因白虎汤清热见长，而平喘止咳之功则不若麻杏甘石汤。此证高热喘促，是热邪迫肺；痰中夹血，血色带褐，胸膈疼痛，均系内热壅盛肺气闭塞之故。（俞长荣医案：《伤寒论汇要分析》，1964.52）

（1）诊断　麻黄杏仁甘草石膏汤证。

（2）分析与辨证　病人患肺炎之病，邪热炽盛，则高热不退；热邪内扰心神，则间有谵妄如见鬼状；邪热壅肺，肺宣降失常则咳嗽频剧，呼吸喘促；热邪郁于胸膈，煎熬津液，炼液为痰，损伤血络，则胸膈疼痛，痰中夹有浅褐色血液；脉象洪大为邪热壅盛之象。证属邪热壅肺。

（3）立法处方

治法：宣肺清热，止咳平喘。

处方：麻黄杏仁甘草石膏汤。

石膏72克，麻黄9克，杏仁9克，甘草6克。水煎，分3次服，每隔一小时服1次。

服1剂后，症状减约十之七八。后分别用蒌贝温胆汤、生脉散合泻白散2剂，恢复健康。

（4）相关知识　本证属于邪热壅肺，肺失宣降证，治疗当以宣肺清热，止咳平喘为主。要注意方中的石膏的用量一定要多于麻黄的用量，二者配伍以宣肺清热平喘，石膏配麻黄可以监制麻黄的辛温之性，防止其辛温助热之弊，把全方的辛温之性变为辛凉之性，使肺中之热邪透达于外。

本方证的"汗出而喘"要与桂枝加厚朴杏子汤证相鉴别，桂枝加厚朴杏子汤证为外感风寒之邪引发的素喘，无肺热的表现；本方的汗出而喘主要是由于肺热壅盛引起的。

2. 遗尿案

张某，男，8岁，1976年7月22日初诊。家属代诉：患儿夜间遗尿已四年余。四年多以来，每夜必遗尿1~2次，经常咳嗽，口渴，大便正常，小便微黄。诊查：舌苔黄微白，脉数，右脉偏大。[彭宪章医案：新医药学杂志，1997，（11）：31]

（1）诊断　麻黄杏仁甘草石膏汤证。

（2）分析与辨证　患者经常口渴，并且右脉偏大而数，舌苔黄白，为肺热之象，热邪扰肺,宣降失常则经常咳嗽,肺为水之上源,肺失宣降,治节无权,不能通调水道,下输膀胱,则遗尿频作。可见此遗尿的病机在于肺经郁热。

(3)立法处方

治法:宣肺清热。

处方:麻黄杏仁甘草石膏汤。

麻黄6克,杏仁9克,石膏18克,甘草3克。水煎服,2剂。

7月25日二诊:服上方后,昨晚未遗尿,胃纳减少,余症同前,原方加山药6克、谷芽6克。2剂。

7月28日三诊:近三夜已未遗尿,咳嗽与口渴减轻,食量增加,二便正常,舌苔薄白,脉略数,右脉已无大象。原方再进两剂以清肺之余热。以后随访,得知患儿自服前方后,遗尿症已痊愈,未见复发。

(4)相关知识 本案遗尿缘于肺热,辨证要点是遗尿伴有咳嗽、口渴、苔黄、脉数。"肺为水之上源","通调水道,下输膀胱","主治节",肺对于全身水液的代谢有调节作用,如果肺中郁热,宣降失常,则水液运行紊乱,膀胱失约就会出现遗尿的症状,所以只需清泄肺热,恢复肺气宣降之权,则遗尿自除。

(二)方源与拓展应用

1. 方源

发汗后,不可更行桂枝汤,汗出而喘,无大热者,可与麻黄杏子甘草石膏汤。(63)

下后,不可更行桂枝汤,若汗出而喘,无大热者,可与麻黄杏子甘草石膏汤。(162)

麻黄杏仁甘草石膏汤方:

麻黄四两(去节)　杏仁五十个(去皮尖)　甘草二两(炙)　石膏半斤(碎,绵裹)

上四味,以水七升,煮麻黄,减二升,去上沫,内诸药,煮取二升,去滓,温服一升。

2. 应用

本方临床上主要用于治疗热邪壅肺证,以汗出咳喘、身热、脉浮数为辨证依据。本方证可以伴有表证,一般比较轻微,主要以肺热炽盛为主。肺与大肠表里,大肠疾病而见肺热者;肺主皮毛,皮毛疾病而见肺热者;肺为水之上源,通调水道,小便不利,水液内停而见肺热者;以上皆可用本方斟酌治疗。

五、葛根黄芩黄连汤证

(一)实训医案

1. 吐泻案

陈某,男,5岁。昨晚发烧,今晨未退,呕吐二次,拉稀二次,有黏液,嗜睡,抽

搐昏迷，舌苔微黄，脉沉数。西医诊断为急性胃肠炎。〔张志民医案：江西中医药，1963，(8)：21〕

(1) 诊断　葛根黄芩黄连汤证。

(2) 分析与辨证　小儿脏腑娇嫩，正气未充，外感发热，热邪内传阳明，热邪扰胃，胃气上逆则呕吐；热迫大肠，大肠传导失司，则腹泻；热邪内炼肠中津液，则大便带有黏液；热邪上扰心神则抽搐昏迷；舌苔微黄，脉沉数，为里热偏盛之舌脉。证属肠胃里热。

(3) 立法处方

治法：清热止利。

处方：葛根芩连汤。

葛根9克，黄芩3克，黄连3克，炙甘草2克。(原医案无用量，编者加之)

经服3剂，病愈。

(4) 相关知识　本证属于热盛于阳明胃肠，邪热下迫大肠，治疗当清热止利。葛根轻清升发，升津止利，又可透邪；黄芩、黄连，苦寒清热，厚肠胃，坚阴止利；甘草甘缓和中，调和诸药。故本方为表里双解之剂，不论有无表邪，均可用之。

2. 痿躄案

赵某，女，28岁，1980年9月1日上午劳动时突然腹泻，泻下急迫，日十余次。伴发热口渴，小便短黄，肛门灼热。本村医生给予黄连素片、扑热息痛等药，治疗3日后泻止热退。1980年9月4日凌晨起床感觉下肢软弱不用，不能站立，由其丈夫用小车推来就诊，进诊室时需他人架起双肩，双腿拖拉在地，检查：神疲倦怠，面色萎黄，双下肢肌肉松懈，感觉消失，皮肤发凉，舌苔黄腻而厚，脉滑数。〔刘昌建医案：黑龙江中医药，1988，(4)：7〕

(1) 诊断　葛根黄芩黄连汤证。

(2) 分析与辨证　本案初起为中焦湿热证，虽然经过治疗泻止热退，但中焦湿热仍在，故舌苔黄腻，脉滑数；阳明多气多血，湿热之邪壅滞阳明，气血运行不畅，筋肉得不到濡养和温煦，则双下肢肌肉松懈，感觉消失，皮肤发凉；湿热阻滞，清阳不升则面色萎黄，神疲倦怠。证属中焦湿热证的痿证。

(3) 立法处方

治法：清热燥湿，升提清阳。

处方：葛根芩连汤。

葛根30克，黄芩10克，黄连10克，炙甘草6克。3剂，水煎早晚分服，忌油腻辛辣。

服1剂腹痛较重，下肢知痛痒；2剂腹不痛，能步行；3剂如常人。后几日，患者喜眉登门致谢，体健如初。

(4) 相关知识　本证属于痿证的范畴，由湿热困阻中焦脾胃所致。湿热内阻，脾失运化，不能行气血津液于四肢，筋骨肌肉失去濡养和温煦，故痿而不用。治疗当遵"治痿独取阳明"之旨，用葛根芩连汤清热燥湿，升提阳明清气，湿热得去，筋脉和利，而痿证自除。

（二）方源与拓展应用

1. 方源

太阳病，桂枝证，医反下之，利遂不止。脉促者，表未解也，喘而汗出者，葛根黄芩黄连汤主之。(34)

葛根黄芩黄连汤方：

葛根半斤　甘草二两（炙）　黄芩三两　黄连三两

上四味，以水八升，先煮葛根，减二升，内诸药，煮取二升，去滓，分温再服。

2. 应用

本方临床上主要治疗阳明大肠热利证，以下利不止，利下臭恶稠黏，肛门灼热，小便黄赤，或兼有表证，舌红，苔黄，脉数等为辨证依据。肺与大肠相表里，肠胃邪热引起的肺脏疾病，也可以用本方加减治疗。脾主四肢，胃主肌肉，湿热困阻中焦引起的四肢疾病，也属于本方的治疗范围。

六、黄芩汤及黄芩加半夏生姜汤证

（一）实训医案

1. 呕利案

王某，男，28 岁。初夏迎风取爽，而头痛身热，医用发汗解表药，热退身凉，头痛不发，以为病已愈。又三日，口中甚苦，且有呕意，而大便下利黏秽，日四五次，腹中作痛，且有下坠感。切其脉弦数而滑，舌苔黄白相杂。（刘渡舟医案：《新编伤寒论类方》，1984.123）

（1）诊断　黄芩加半夏生姜汤证。

（2）分析与辨证　初夏迎风取爽，感受风寒之邪，发汗解表，太阳表证已愈，而不知邪已传少阳，三日后少阳证发，胆火上炎则口苦；少阳枢机不利，横逆犯胃，胃气上逆则欲呕；少阳邪热内迫阳明，大肠传导失司，则大便下利，日四五次；少阳枢机不利，肝胆疏泄失常，导致大肠气机不畅，并且少阳邪热损伤阳明血络，则腹中作痛，且有下坠感；脉弦数而滑，为少阳邪热内盛之象。此为少阳邪热内迫阳明，兼胃气上逆证。

（3）立法处方

治法：清热止利，和胃降逆。

处方：黄芩加半夏生姜汤。

黄芩 10 克，白芍 10 克，半夏 10 克，生姜 10 克，大枣 7 枚，甘草 6 克。

服 3 剂而病痊愈。

（4）相关知识　本证属于少阳邪热内迫阳明大肠，胃肠功能失职，治疗当以清热止利，和胃止呕。黄芩汤和葛根芩连汤，皆为热利而设。前者主要治疗少阳邪热迫于阳明大肠所致，主要表现为大便下利而不爽，腹中疼痛，肛门有下坠感，或带有黏液，口苦，脉弦数等；后者主要是阳明里热夹表邪下利，以阳明大肠里热为主，主要表现为下利秽臭，泻下不爽，肛门灼热，或暴注下迫等。

2. 痢疾案

王某，男，30岁，1953年4月11日初诊。患者病初恶寒，后则壮热不退，目赤舌绛，烦躁不安，便下赤痢，微带紫暗，腹中急痛，欲便不得，脉象洪实。[倪少恒医案：江西医药杂志，1965，9（5）：1012]

（1）诊断　黄芩汤证。

（2）分析与辨证　表邪入里化热，郁于少阳，内迫肠胃，故见热证下利；又有少阳郁热，气机不利，故见腹中急痛而又欲便不得。用黄芩汤清肠胃热以止利，散少阳郁以止痛，有一投两得之妙。

（3）立法处方

治法：清热止利。

处方：黄芩汤。

黄芩、白芍各12克，甘草3克，红枣3枚。

服药2剂，热退神安痛减，于4月13日二诊改用红痢枣花汤，连服3剂获安。

（4）相关知识　黄芩汤为治疗里热下利的祖方，主要作用是清热止利，多用于治疗腹痛下利、大便不爽的热利。现代临床上多用黄芩汤来治疗热利，后世治疗痢疾的著名方剂"芍药汤"，即从本方演化而来，所以汪昂《医方集解》称黄芩汤为"万世治利之祖方"。

（二）方源与拓展应用

1. 方源

太阳与少阳合病，自下利者，与黄芩汤；若呕者，黄芩加半夏生姜汤主之。(172)

黄芩汤方：

黄芩三两　芍药二两　甘草二两（炙）　大枣十二枚（擘）

上四味，以水一斗，煮取三升，去滓，温服一升，日再、夜一服。

黄芩加半夏生姜汤方：

黄芩三两　芍药二两　甘草二两（炙）　大枣十二枚（擘）　半夏半升（洗）

生姜一两半（切）

上六味，以水一斗，煮取三升，去滓，温服一升，日再、夜一服。

2. 应用

本证原文谓"太阳与少阳合病"，但所举证候为"下利"、"呕"，病无太阳之证，方无太阳之药，似有名实不符处。观本方唯清热止利而已，主药黄芩善清少阳之热，本证当为少阳之热内迫阳明所致，故用黄芩汤，解少阳之邪，清阳明之热。正如陆渊雷总结道："此条见证唯下利与呕，方药亦但治胃肠，可知其是急性胃肠炎、赤痢之类。虽或发热，非因风寒刺激而起，故不用解表之药。"如在黄芩汤证的基础上出现胃气上逆的呕吐，则加半夏、生姜以和胃止呕。

第二节 虚 证

一、桂枝甘草汤证

（一）实训医案

1. 胸痹案

林某，男，39岁，1960年8月10日就诊。自诉：心悸而痛喜按，服许多止痛药罔效，大小便正常，时有自汗出。诊其六脉微缓，苔白滑。［胡梦先医案：福建中医药1964，（5）：封三］

（1）诊断 桂枝甘草汤证。

（2）分析与辨证 患者心阳亏虚，心脏鼓动无力，空虚无主，则心中悸动；阳虚心悸，虚则喜实，内不足则求助于外，故喜按；心阳不足，无力推动营血濡养心脉，心脏失养则心痛；汗为心之液，心阳不足，不能固护心液，则时自汗出；六脉微缓，苔白滑，皆阳气不足之舌脉。辨为心阳不足，心失所养证。

（3）立法处方

治法：温通心阳。

处方：桂枝甘草汤。

桂枝18克，甘草9克。顿服。

服后痛即消失。

（4）相关知识 本证属心阳不足证，故治疗应温通心阳。方中桂枝辛甘性温，入心助阳；炙甘草甘温，甘缓补中益气。二者配伍，辛甘化阳，温通心阳，则心悸得平。本方为顿服，使药物快捷取效。

2. 耳聋案

周某，男，29岁。因突起耳聋近一月，经他医用益气聪明汤等治疗，耳聋如故，痛苦不堪，后延余诊治。刻诊：自诉耳聋，并觉心悸乏力，稍有畏寒感，舌淡红，苔薄白，脉细软无力。细询知病起于感冒过汗之后。［周福生医案：新中医，1989，（11）：43］

（1）诊断 桂枝甘草汤证。

（2）分析与辨证 本证患者之耳聋起于感冒，因过用汗法而伤及心阳。《素问·金匮真言论》载："南方赤色，入通于心，开窍于耳，藏精于心。"故而心阳不足不能透达其窍而致耳聋，且其兼有心悸乏力、稍有畏寒，均为心阳不振之证。故当用桂枝甘草汤温振心阳，佐以透达开窍。

（3）立法处方

治法：温振心阳。

处方：桂枝甘草汤。

桂枝 12 克，炙甘草 8 克，石菖蒲 4 克。

首服 2 剂，自觉听力明显增强，心悸好转，寒感消失，药已对证，再服 2 剂，耳聋全除，诸症亦平。

（4）相关知识 桂枝甘草汤为桂枝汤之变方，即由桂枝汤去芍药、生姜、大枣，并增加桂枝而成。因心阳受损，故而去偏凉之芍药以防心阳更伤，更加重桂枝而温振心阳，并治上冲之逆气，故而此方适用于心阳不振，而心悸症状明显者，亦可兼有耳聋等症。

（二）方源与拓展应用

1. 方源

发汗过多，其人叉手自冒心，心下悸，欲得按者，桂枝甘草汤主之。（64）

桂枝甘草汤方：

桂枝四两（去皮）　　甘草二两（炙）

上二味，以水三升，煮取一升，去滓，顿服。

2. 应用

本方为治疗心阳虚之祖方，适用于心阳虚轻证，以心悸，欲得按，胸闷，或自汗、舌质淡、苔薄白为辨证要点。临床上治疗心阳虚之重证，可随证加味，以适应病情的发展。桂枝甘草汤主治心阳虚之证，临床见症除心悸、胸闷而外，亦可见耳聋之症，因心开窍于耳，故而心阳不振，其窍道不利，则可出现耳聋。《伤寒论》第 75 条云："未持脉时，病人手叉自冒心，师因教试令咳而不咳者，此必两耳聋无闻也。所以然者，以重发汗，虚故如此。"故而联想到第 64 条，则据证投以桂枝甘草汤，心阳振奋，阴霾得除，窍道通利，则耳聋可愈。

二、桂枝甘草龙骨牡蛎汤证

（一）实训医案

1. 心悸案

宋先生与余同住一院，时常交谈中医学术。一日，宋忽病心悸，悸甚而神不宁，坐立不安，乃邀余诊。其脉弦缓，按之无力。其舌淡而苔白。（刘渡舟医案：《新编伤寒论类方》，1984.29）

（1）诊断 桂枝甘草龙骨牡蛎汤证。

（2）分析与辨证 患者思虑过度，暗耗心神，心阳不足，心脉鼓动无力，则心悸；心阳不足，心神失养，不能潜敛于心，心神浮越，则悸甚而神不宁，坐立不安；心阳不足，血脉鼓动无力，脉道失充，故脉弦缓，按之无力，其舌淡而白。辨证为心阳不足，心神不敛。

（3）立法处方

治法：温通心阳，潜镇安神。

处方：桂枝甘草龙骨牡蛎汤。

桂枝 9 克，炙甘草 9 克，龙骨 12 克，牡蛎 12 克。凡 3 剂而病愈。

（4）相关知识　本证属心阳虚弱证，心神不敛，故治疗应温通心阳，潜镇安神。故以桂枝配甘草，温通心阳，并且桂枝仅用一两，而甘草用量倍于桂枝，以心神浮动，用药宜甘缓，不宜过于辛散，同时加龙骨、牡蛎以潜镇安神。本方与桂枝甘草汤相比较，在心阳不足的基础上，出现了心神不能内敛的病机，病情相对较重。

2. 惊恐案

刘某，男，30 岁，1966 年 4 月 5 日初诊。东北泰来地区出现一条疯狗，到处咬人。一次患者看到疯狗虽未被咬，但被吓到而致病，而现心慌、惊悸、恐惧等症。用中西药治疗不效而来京求治。诊其脉弦数，苔白腻。（胡希恕医案：《经方传真》，1994.53）

（1）诊断　桂枝甘草龙骨牡蛎汤证。

（2）分析与辨证　本证患者病起于受惊而现心慌、惊悸、恐惧等症，为心阳不振，饮邪上乘，蒙蔽心神而致。观其苔白腻，且脉象见弦，为水饮之征象。

（3）立法处方

治法：温振心阳，化饮安神。

处方：桂枝甘草龙骨牡蛎汤。

桂枝 12 克，炙甘草 6 克，茯苓 15 克，生龙骨 30 克，生牡蛎 30 克。

上药先服 6 剂，诸症已，高兴回原籍。并来信告之一年多也未复发。

（4）相关知识　桂枝甘草龙骨牡蛎汤为桂枝甘草汤加味而成，桂枝由原来的四两减至一两，更加龙骨、牡蛎。可知此证心阳虚之程度当较桂枝甘草汤证为轻，然而加龙骨、牡蛎以增其敛神、镇惊之功，临床见症除心慌、惊悸而外亦可兼有烦躁等表现。

3. 痴呆案

刘某，男，21 岁，大学生，1979 年 5 月 18 日初诊。1978 年入大学后因功课紧张，致夜不能眠，继之终日若有所思，神疲痴呆，时有单独发笑、动作重复，怕见人，畏上街，好照镜子，幻听幻想，默默不语，已 4 周余，学院校医诊断为精神分裂症，经治罔效，动员休学治疗。目前纳少眠差，两便尚可。检查：神志痴呆，低头不语，舌正红、苔薄白，脉弦无力。[邓启源医案：江西中医药，1998，29（1）：35]

（1）诊断　桂枝甘草龙骨牡蛎汤证。

（2）分析与辨证　忧思太过，导致心气不足，心神浮越，故时有惊恐幻听幻想、神呆等现象，加之舌脉表现，虽为精神分裂症范围，然非为阳盛之阳狂，而为阴盛之癫疾。

（3）立法处方

治法：温振心阳，镇惊安神。

处方：桂枝甘草龙骨牡蛎汤加味。

桂枝 10 克，甘草 6 克，龙骨 40 克，牡蛎 40 克，紫石英 60 克，生白芍 10 克。嘱进 7 剂。

次诊：药进 3 剂，症状初感好转。7 剂尽后，夜眠渐安，动作重复显少，幻听幻想亦减，纳食尚可，两便如平，神志较前明显好转，问诊可以对答，但不流利，舌正红、苔薄白，脉弦而无力。仍蹈前方，再进7剂。

三诊：药后症状次第消失，眠食俱佳，基本如平人，遂嘱在家安心休养，继续治疗，守上方连进60余剂，症状未发。

（4）相关知识　桂枝甘草龙骨牡蛎汤证为误用火疗、下法等，以致心阳受损，《素问·生气通天论》载："阳气者，精则养神。"故而心阳不振可见心悸、烦躁、惊恐等症。所以，对于烦躁、惊狂之证，不可一味归咎于阳气亢盛一途，亦有阳虚为患者。

（二）方源与拓展应用

1. 方源

火逆下之，因烧针烦躁者，桂枝甘草龙骨牡蛎汤主之。（118）

桂枝甘草龙骨牡蛎汤方：

桂枝一两（去皮）　甘草二两（炙）　牡蛎二两（熬）　龙骨二两

上四味，以水五升，煮取二升半，去滓，温服八合，日三服。

2. 应用

桂枝甘草龙骨牡蛎汤具有温通心阳、潜镇安神之功，临床主要治疗心阳不足、心神浮越者，以心悸、烦躁、舌淡、苔白等为辨证要点。由于心阳不振，而下焦饮邪上乘亦可蒙蔽心阳而使病症加重，若见此者，除温振心阳之外，另当配伍化饮除湿之法，方可药与证合，丝丝入扣。现代临床常用本方治疗心律失常、精神分裂症、神经衰弱、癫病、眩晕、心脏神经官能症、不寐、震颤、雷诺综合征、遗尿症、前列腺炎，以及儿科之常见病汗证、心悸、夜啼、尿频、过敏性鼻炎等属于心阳亏虚者，均取得较为满意的效果。

三、桂枝去芍药加蜀漆牡蛎龙骨救逆汤证

（一）实训医案

1. 惊狂案

王某，女，26岁。旁观修理电线而受惊吓，出现惊悸，心慌，失眠，头痛，纳差恶心，时有喉中痰鸣，每有声响则心惊变色，躁烦而骂人不能自控，逐渐消瘦，由两人扶持来诊。苔白腻，脉弦滑寸浮。（胡希恕医案：《经方传真》，1994.50）

（1）诊断　桂枝去芍药加蜀漆牡蛎龙骨救逆汤证。

（2）分析与辨证　本证患者病起于惊吓而现心慌、惊悸、恐惧等症，为心阳不振，饮邪上乘，蒙蔽心神而致。观其苔白腻，脉弦滑，为水饮痰浊之征象。

（3）立法处方

治法：温振心阳，化饮安神。

处方：桂枝去芍药加蜀漆牡蛎龙骨救逆汤。

桂枝10克，生姜10克，炙甘草6克，大枣4枚，半夏12克，茯苓12克，生牡蛎15克，生龙骨15克。

服3剂，心慌、喉中痰鸣减轻。服6剂，纳增，睡眠好转。再服10剂，诸症皆消。

（4）相关知识　心阳亏虚于上，最易招致中、下焦之痰浊、饮邪上犯扰之，所谓"阳虚者阴必乘之"之意也。痰浊或饮邪上犯，所导致的病症众多，如痰饮犯于心胸，则心悸、胸闷、气短；痰饮犯于胃腑，则纳差、恶心，或呕吐痰涎；痰饮上扰神志，则心烦、失眠，重则可致癫狂等。所以，阳虚之时，当防痰饮之邪。

2. 烦躁案

彭某，男，58岁。患伤寒证11日，虽经发汗数次，而发热恶寒不解，身体困倦不支，食欲不思，夜不能寐，口燥舌干，脉象浮软。此系过汗损伤阴津，而外邪不解，阳气已伤。此时应以扶阳益阴之法，辅以宣邪外达之剂，助正以祛邪。医者不知，认为阳虚而邪不透，以辛温补阳散邪法治之，参附和荆防并用。服药后，心中烦躁，惊狂不安，辗转床头，起卧叫喊。余诊其脉，细数而浮，按之无力，舌质绛而少津。（李文瑞医案：《伤寒论汤证论治》. 中国科技出版社，2000）

（1）诊断　桂枝去芍药加蜀漆牡蛎龙骨救逆汤证。

（2）分析与辨证　本案患者平素阳气不足，病后因汗不如法，经过多次发汗，津液先伤，阳气耗损，当气津两败之际，病邪仍胶结不解，即使不经误治，已感困顿不堪，而医者复以温燥辛散之品，竭阴助热，不但外邪不解，而辛温燥热之药又复内迫以助病势，故现惊狂不安之症状。发汗太过，伤津化燥，故不但恶寒不解，而且身体困倦不支，食欲不思，夜不能寐，口燥舌干，脉象浮软。此当速为挽救大虚，以防虚脱之变。

（3）立法处方

治法：温振心阳，化痰安神。

处方：桂枝去芍药加蜀漆牡蛎龙骨救逆汤。

桂枝5克，生牡蛎15克，生龙骨15克，蜀漆6克，芍药12克，茯神15克，生姜3克，小枣15枚，甘草10克。嘱其连煎2剂，隔4小时服1次。

服药后精神逐渐安静，略能入睡，惊狂之象不再发作。然胃呆仍不能食，遂以此方加养胃育阴之品，连服4剂，症状好转，食欲渐展。连服20余剂，始恢复正常。

（4）相关知识　通过本案可知发汗不当，尤其是发汗太过所造成的后果。心阳不足，心神浮越，最易导致烦躁、惊狂之症。本证与桂枝加龙骨牡蛎汤证皆为神志异常之证，皆为心阳虚之证，但证情有轻重兼夹之不同。桂枝甘草汤证以心悸、欲得按为主症，属单纯心阳虚且轻者；桂枝甘草龙骨牡蛎汤证以烦躁为主症，属心阳虚且有心神浮动者；而本证以惊狂、卧起不安为主症，心神浮越的程度更重，并兼有痰浊扰心。

（二）方源与拓展应用

1. 方源

伤寒脉浮，医以火迫劫之，亡阳必惊狂，卧起不安者，桂枝去芍药加蜀漆牡蛎龙骨

救逆汤主之。（112）

桂枝去芍药加蜀漆牡蛎龙骨救逆汤方：

桂枝三两（去皮）　甘草二两（炙）　生姜三两（切）　大枣十二枚（擘）　牡蛎五两（熬）　蜀漆三两（洗去腥）　龙骨四两

上七味，以水一斗二升，先煮蜀漆，减二升，内诸药，煮取三升，去滓，温服一升。本云，桂枝汤，今去芍药加蜀漆、牡蛎、龙骨。

2. 应用

《素问·生气通天论》云："阳气者，精则养神。"本证心阳重虚，神失其养；又浊痰凝聚，神受其乱，故而"惊狂，卧起不安"。治当温通心阳，涤痰化浊，镇惊安神。本方用桂枝去芍药以温心阳，蜀漆以涤痰浊，龙牡以镇心神。蜀漆之药，乃常山之苗，其功用与常山相似，有较强的催吐祛痰作用，用量一般在 3～5 克，但还要注意火炒先煎，以减少其对胃肠的刺激而消除呕吐等副作用。如无蜀漆，可用常山代替。现代多用本方治疗精神分裂症、神经衰弱、精神抑郁症、风湿性心脏病、脑病、高血压等症见烦躁而属心阳虚，心神不敛，复被痰扰者。

四、桂枝加桂汤证

（一）实训医案

1. 奔豚案

姚某，女，61 岁，北京人。2010 年 3 月 4 日初诊。气从小腹上冲五年余，每次发作心慌欲死，自觉心脏不在胸腔而悬至咽喉，惶惶不可终日，难以入眠，一日发作数次。同时腹部胀满，大便秘结难下，约三四日一次。舌淡，脉细。（陈明医案：录自临证验案）

（1）诊断　桂枝加桂汤证。

（2）分析与辨证　此奔豚之典型发作，乃心阳不振，坐镇无权，致下焦阴寒乘虚上凌。心阳不振，则胸闷、心悸；下焦寒水之气上乘，则自觉有气从少腹上冲于心，心脏悬空感。

（3）立法处方

治法：温振心阳，平冲降逆。

处方：桂枝加桂汤加味。

桂枝 20 克，白芍 10 克，炙甘草 6 克，生姜 3 克，大枣 4 克，炮附子 10 克（先煎），肉桂 6 克（后下），小茴香 10 克，乌药 10 克，砂仁 6 克（后下），石菖蒲 15 克，远志 10 克。7 剂，水煎服，日分两次服。

2010 年 3 月 11 日二诊：上述奔豚、腹胀诸症明显减轻，本周只发作 2 次，程度较轻。上方再服 7 剂。

2010 年 3 月 17 日三诊：奔豚未再发作，大便仍秘结，上方加决明子 15 克，7 剂，水煎服。

2010 年 3 月 29 日四诊：奔豚没有发作，大便通畅，一日一次。调整处方巩固：

桂枝 20 克，白芍 10 克，炙甘草 6 克，大枣 4 克，生姜 3 克，肉桂 6 克（后下），小茴香 10 克，乌药 10 克，石菖蒲 10 克，远志 10 克，肉苁蓉 15 克，决明子 10 克。7 剂，水煎服。

2010 年 10 月带其胞姐来看胃病，告诉奔豚从此未发，大便正常。

（4）相关知识 心阳不足，不能下温肾水，肾水寒而不化，反上凌欺君，诱发水气凌心之证，可导致奔豚病的发生。所谓奔豚，即以猪的奔跑状态来形容患者自觉有气从小腹上冲胸咽之证，具体表现为患者突觉有一股冷气从小腹部向上窜扰，至腹部时则觉腹部胀满欲裂，至心胸时则觉异常胸闷、心悸、气短，至咽喉时则觉咽喉哽咽不利，若直窜巅顶，可致昏迷。西医多谓之为"神经官能症"。临床用桂枝加桂汤治疗，有肯定疗效。

2. 呃逆案

常某，男，51 岁，1986 年 2 月 28 日初诊。自诉五年前曾因胃脘胀闷不舒，隐隐作痛，食欲不振，经某医院诊为慢性胃炎，治疗后病情有所好转。近两个月来，胃脘时有不舒，半月前又因受凉而见呃逆，日渐加剧，伴腹胀、纳呆，困倦。曾多方求治，迭进中西药，而无显效。近两日呃逆频发，故前来求治。刻诊：证如上述，见其呃逆频作，音低声微，面黄体瘦，舌淡苔薄白，脉沉迟无力。[宋建中医案：新中医，1991，(5)：45]

（1）诊断 桂枝加桂汤证。

（2）分析与辨证 久患胃病，脾胃已虚可知，又寒邪直中，致脾胃不和，冲气上逆而发呃逆。患者伴见音低声微，面黄体瘦，舌淡苔薄白，脉沉迟无力，乃一派阳虚气弱之象。故治疗当用温阳以降气之法。

（3）立法处方

治法：温阳降逆。

处方：桂枝加桂汤加味。

桂枝 20 克，白芍 15 克，党参 15 克，甘草 6 克，生姜 9 克，大枣 7 枚，干姜 9 克。

服药 2 剂后，呃逆次数明显减少，腹胀、纳呆也有好转。又服 2 剂，呃逆消失。上方桂枝减为 9 克，再进 3 剂而愈，随访无复发。

（4）相关知识 心阳不足，下焦寒气上逆，有冲于腹者，有冲于心胸者，有冲于胃者，有冲于头巅之上者。本案辨证为下焦寒气上冲于胃，用桂枝加桂汤治疗获效。张锡纯在《医学衷中参西录》中说，桂枝汤加桂枝者，"为其味甘，故又善调脾胃，能使脾气之陷者上升，胃气之逆者下降，脾胃调和，则留饮自除，积食自化"。本案方中又加党参、干姜温补脾胃，待阳复寒去，脾胃调和，则呃逆自除。可见虽为呃逆，也可以是奔豚之表现，而从心阳虚论治，要在临床辨证治疗，此中医之法宝。

（二）方源与拓展应用

1. 方源

烧针令其汗，针处被寒，核起而赤者，必发奔豚。气从少腹上冲心者，灸其核上各

一壮，与桂枝加桂汤更加桂二两也。（117）

桂枝加桂汤方：

桂枝五两（去皮）　芍药三两　生姜三两（切）　甘草二两（炙）　大枣十二枚
（擘）

上五味，以水七升，煮取三升，去滓，温服一升。本云，桂枝汤今加桂满五两。所以加桂者，以能泄奔豚气也。

2. 应用

桂枝加桂汤是治疗奔豚病的有效方剂，其实，桂枝并无降气作用，之所以能泄奔豚气，源于其温振心阳之功，桂枝为温心阳之首选，《伤寒论》温心阳基本方剂即为桂枝甘草汤，心阳得温而振奋，则下焦寒水、寒气皆无从上凌，故桂枝之能平冲降逆，乃得益于其温通心阳之功。若方中加肉桂、川牛膝等引火归原之品，则降气更速。伴有小腹胀满者，可加乌药、小茴香。

五、茯苓桂枝甘草大枣汤证

（一）实训医案

奔豚案

张某，男，54 岁。主诉脐下跳动不安，小便困难，有气从小腹上冲，至胸则心慌气闷，呼吸不利而精神恐怖。每日发作四五次，上午轻而下午重。切其脉沉弦略滑，舌质淡，苔白而水滑。（刘渡舟医案：《新编伤寒论类方》，1984.115）

（1）诊断　茯苓桂枝甘草大枣汤证。

（2）分析与辨证　此证气从少腹上冲于胸，为奔豚病发作，乃因心阳上虚，坐镇无权，使下焦寒水之邪得以上犯所致。水蓄小腹，寒而不化，故而脐下跳动不安；影响膀胱之气化，则小便不利；寒水之气蓄势冲于上，则觉有气上冲，胸闷心悸，精神恐怖。舌淡苔白水滑，脉沉弦而滑，皆为寒饮不化之象。

（3）立法处方

治法：温通心阳，化气行水。

处方：茯苓桂枝甘草大枣汤加味。

茯苓 30 克，桂枝 10 克，上肉桂 6 克，炙甘草 6 克，大枣 15 枚。用甘澜水煮药。

仅服 3 剂，则小便畅通而病愈。

（4）相关知识　本证为火虚于上，水蓄于下。少阴心肾，一水一火，心火下温，肾水不寒；肾水上济，心火不亢。谓之心肾相交，水火既济。假心阳上虚，不温肾水，则肾水下寒，欲上凌心火，可诱发奔豚。故用桂枝、甘草温通心阳；重用茯苓淡渗利水，且可宁心；又加大枣健脾益中，崇土防水。今脐下悸而又小便困难，与苓桂甘枣之证相合，加上肉桂者，意在平奔豚之气，用之果获捷效。本方不唯用于脐下悸动，凡属心阳上虚，肾水下停之证，皆宜使用。

（二）方源与拓展应用

1. 方源

发汗后，其人脐下悸者，欲作奔豚，茯苓桂枝甘草大枣汤主之。(65)

茯苓桂枝甘草大枣汤方：

茯苓半斤 桂枝四两（去皮） 甘草二两（炙） 大枣十五枚（擘）

上四味，以甘澜水一斗，先煮茯苓，减二升，内诸药，煮取三升，去滓，温服一升，日三服。

作甘澜水法：取水二斗，置大盆内，以杓扬之，水上有珠子五六千颗相逐，取用之。

2. 应用

奔豚一证，临床多见，乃因心阳上虚，坐镇无权，使下焦寒邪或水邪乘虚上凌所致。仲景治此有两方，桂枝加桂汤、茯苓桂枝甘草大枣汤。二者区别在于：若气冲而小便利者，用桂枝加桂汤；气冲而小便不利者，则用苓桂甘枣汤。

六、茯苓桂枝白术甘草汤证

（一）实训医案

1. 水心病案

陆某，男，42岁。形体肥胖，患有冠心病心肌梗死而住院，治两月有余，未见功效。现症：心胸疼痛，心悸气短，多在夜晚发作。每当发作之时，自觉有气上冲咽喉，顿感气息窒塞，有时憋气而周身出冷汗，有死亡来临之感。颈旁之血脉又随之上冲，心悸而胀痛不休。视其舌水滑欲滴，切其脉沉弦，偶见结象。（刘渡舟医案：《刘渡舟名医验案精选》，1996.30）

（1）诊断 茯苓桂枝白术甘草汤证。

（2）分析与辨证 患者身体肥胖，体内多痰饮之邪，久患冠心病心肌梗死，则容易损伤心阳，心阳不足，水气不化而内停，则聚饮成痰。心阳不足，心脉鼓动无力，并且水饮内停，阻碍心脉的气血运行，气血不能濡养心脉，则心悸气短，心胸疼痛；夜晚自然界之阳气减退，不能辅助心阳鼓动血脉，故发病多在夜间；心阳不足，坐镇无权，水气因而上冲，则自觉有气上冲咽喉，顿感气息窒塞，有时憋气而周身出冷汗，有死亡来临之感。舌水滑欲滴，脉沉弦，偶见结象，皆为水饮内停之舌脉。辨为水气凌心，心阳受阻，血脉不利之"水心病"。

（3）立法处方

治法：温阳利水，平冲降逆。

处方：茯苓桂枝白术甘草汤。

茯苓30克，桂枝12克，白术10克，炙甘草10克。

二诊：此方服3剂，气冲得平，心神得安，诸症明显减轻。但脉仍见结象，犹显露出畏寒肢冷等阳虚见症。乃于上方加附子 9 克、肉桂 6 克，以复心肾阳气。服 3 剂，手足转温，而不恶寒，然心悸气短犹未全瘥，再于上方中加党参、五味子各 10 克，以补心肺脉络之气。连服 6 剂，诸症皆瘥。

（4）相关知识 本证属于心阳不足，水气凌心之证，治疗当温阳利水，平冲降逆。方中茯苓作用有四：一是甘淡利水，二是养心安神，三是助肺主治节之令，四是补脾厚土，为本方之主药。桂枝作用主要是温复心阳，亦为本方之主药。桂枝与茯苓相配，温阳之中以制水阴，利水之中以复心阳，二者相得益彰，缺一不可。白术补脾，助茯苓健脾利水，炙甘草温中助桂枝以扶心阳，诸药配伍，甚为精当，对于心阳不足，水饮内停之证，疗效显著。

2. 眩晕案

魏某，女，55 岁，1973 年 10 月 22 日初诊。患耳源性眩晕病已 7 年，发作时视物转动，如坐凌空，素患支气管炎，咳嗽痰多白沫，大便溏薄，苔白腻，脉滑大。[姜春华医案：广西中医药，1986，（6）：12]

（1）诊断 茯苓桂枝白术甘草汤证。

（2）分析与辨证 本证为水饮上犯，蔽阻清窍，以致清阳不升而眩晕。其中咳嗽痰多白沫、便溏、苔白腻以及脉滑大等皆为水饮之征象，治当温化痰饮，谨遵仲景"病痰饮者，当以温药和之"之旨。

（3）立法处方

治法：温阳化饮。

处方：茯苓桂枝白术甘草汤。

茯苓 15 克，桂枝 9 克，白术 9 克，炙甘草 6 克，五味子 9 克。

连进 14 剂而愈，随访两年未发。

（4）相关知识 茯苓桂枝白术甘草汤为治疗痰饮之主方，其证为中阳不足，失于运化而饮邪停滞，或上逆蒙闭清窍，而见眩晕等症。临床可不拘西医诊断如何，谨守病机，脉证合参，有是证即用是方，多获良效。姜春华教授经验，对于耳源性眩晕常加五味子，用至 9 克。

（二）方源与拓展应用

1. 方源

伤寒，若吐、若下后，心下逆满，气上冲胸，起则头眩，脉沉紧，发汗则动经，身为振振摇者，茯苓桂枝白术甘草汤主之。（67）

茯苓桂枝白术甘草汤方：

茯苓四两 桂枝三两（去皮） 白术、甘草（炙）各二两

上四味，以水六升，煮取三升，去滓，分温三服。

2. 应用

本方健脾利水，温通心阳，平冲降逆，主要治疗脾虚水停，心阳不足之证。《金匮要略》用于治疗"心下有痰饮，胸胁支满，目眩"等症状，所以刘渡舟教授指出本方

有两大作用：一是温阳下气而治心悸，胸痛；二是利小便以消水饮而治痰饮咳逆。对于水气凌心之证，刘渡舟教授称之为"水心病"，并指出临床辨证要注意色、舌、脉、证的变化：

①望色：多见面色黧黑，此为"水色"。

②察舌：舌质淡嫩，苔水滑欲滴。

③切脉：或弦，或沉，或沉弦交见，病重者见脉结代或沉伏不起。

④辨证：有水气上冲之候，即病人自觉有一股气从心下上冲胸咽；胸闷，夜间为甚，遇寒加重，多伴有咽喉不利，如物梗阻；心悸，多发于晨起、夜卧、饮食之后，或伴有左侧颈部血脉胀痛；短气，即表现为动则胸闷发憋，呼吸不利，甚则冷汗自出。

七、桂枝去桂加茯苓白术汤证

（一）实训医案

1. 胃脘痛案

徐某，男，27岁，1989年8月29日初诊。上腹部疼痛18年，加重2年。患者9岁时因食水饺过多而当即感到脘腹胀满，同时腹泻，经治腹泻已止。从此之后，腹部经常胀满，吐酸水，饮食明显减少，反复吐血、便血，曾因上消化道出血而手术治疗，术后胃脘疼痛仍反复发作，多次住院。遍服甲氰咪呱、204胃特灵、保和丸、参苓白术丸等药物，效果不显，遂来诊。刻诊：不但空腹时疼痛，而且每次饮食入胃之后，即刻疼痛，有时即便饮入西瓜汁亦感疼痛，更为甚者，每因饮水或饮茶后即感心口隐隐而痛。若仰卧时，上腹部自感胀满，如有物堵其间，大便排解无力。面色萎黄，精神萎靡不振。舌质稍淡，舌体大，苔薄白、微黄而滑，边有齿印。右脉浮弦，关虚大，左脉沉弦。[毕明义医案：中国医药学报，1990，（5）：49]

（1）诊断　桂枝去桂加茯苓白术汤证。

（2）分析与辨证　患者因年幼伤食导致脾胃素弱，又因消化道出血手术一次，使脾胃更弱。脾胃既是气血生化的源泉，又是运转津液的枢纽，脾胃一虚，则健运失职，气机阻滞，故见胃脘疼痛，食后加重脾胃负担，故而食后痛甚，即使饮水亦感胃脘疼痛。仰卧时水气更加不易流动，故胃脘痛有堵闷感。大便无力、精神萎靡不振、面色萎黄等症，皆为脾虚不运之象。证属脾胃虚弱，健运无权，水饮内停之证，故治当温化脾胃中水饮为法。

（3）立法处方

立法：利水通阳。

处方：桂枝去桂加茯苓白术汤。

炙甘草15克，白芍50克，白术50克，茯苓50克，大枣30克，生姜50克。

3剂后疼痛减其大半，饮食较前增多，胀满已明显减轻，宗上方仍服3剂，疼痛已止，胀满已除。为巩固疗效，仍服上方10剂，而疼痛一直未发。

（4）相关知识　本案胃脘痛属虚证，以久病体虚，空腹疼痛，痛而喜按，脉虚气怯为辨。以本方治疗，似不符临床之常规。其实，桂枝去桂加茯苓白术汤其主症即是"心下满，微痛"，而关键是其"微痛"一症。"微痛"，即微微而痛，乃隐痛之变词，隐痛为虚性疼痛，多为脾胃气虚所致。至于"心下满"症，有有形和无形之分。无形之满，多病在气，常为肝气横逆犯胃；有形之满，多病在积，常为水积和食积。然不论何型之"满"，都必须依据"病者腹满，按之不痛为虚"（《金匮要略》），方可应用此方。

本方主治及配伍，正为"心下满，微痛"而设。方中茯苓、白术，一治水积，一治食积，二药相伍，健脾利湿，以去"心下满"；炙甘草、白芍相配，酸甘化阴，缓急止痛；生姜行气散水；大枣补脾和营。本方以补为主，兼以攻实，对虚中夹实之"微痛"和"心下满"，较为适宜，临床不妨一试。

2. 恶寒案

李某，男，58岁，1989年3月14日初诊。患者于1989年春节期间偶感风寒复伤油腻，致头痛咳嗽、恶寒无汗等症。曾服APC、安乃近等西药，并迭进中药解表发汗之剂，始终不得汗解，反觉头痛恶寒等症加剧。诊见头痛项强，骨节酸楚，恶寒特甚，虽重裘棉帽毛靴加身，仍啬啬寒战。伴咳嗽引胸脘掣痛，痰多易咯，初吐白稠痰，继则痰稀如水，脘闷纳呆，舌苔白润，根部较厚，脉浮而紧。据脉证分析，当属风寒束表，肺气失宣，遂以葛根汤加味与服。讵料次日复诊告谓：服药后又啜热粥一碗，并重棉温覆良久，仅觉身热片时，仍未得汗，而诸症如故。余甚疑虑，再三询之，除前症仍在外，尚有小便频、涩，量少色黄一症。[刘亚光医案：国医论坛，1991，（2）：封四]

（1）诊断　桂枝去桂加茯苓白术汤证。

（2）分析与辨证　患者头痛项强，骨节酸楚，恶寒特甚，虽重裘棉帽毛靴加身，仍啬啬寒战，看似感受外寒所致，然而使用葛根汤等发汗，并啜粥温覆，其寒仍不解，说明此寒并非外寒所致。观患者咳嗽引胸脘掣痛，痰多易咯，初吐白稠痰，继则痰稀如水，脘闷纳呆，舌苔白润，根部较厚，此中焦有痰饮之象。又加小便频涩，量少色黄一症，更为水气内停，太阳经气被阻，不能敷布肌表之故。因水饮内停，阻碍卫气运行于太阳经脉，所以恶寒。且水饮不去，而恶寒不除。治当利水饮、通阳气为法。

（3）立法处方

治法：利水通阳。

处方：桂枝去桂加茯苓白术汤加味。

桂枝9克，白芍9克，茯苓12克，白术10克，杏仁9克，炙甘草3克，白蔻6克（后下），生姜10克，大枣5枚。水煎2次，取汁混合，分3次温服。

3月16日三诊：上方一服约半时许，小便遂通，半日间共解小便9次，溺清长而无滞涩之苦，恶寒始罢，诸症亦随之而减。今仅微咳头胀，前方去桂枝并减其量，再剂而瘳。

（4）相关知识　风寒在表，自当汗解，然本案累经发汗，而终不能愈，则非表邪所为。观其证除恶寒外，尚有痰多、脘闷、纳呆、苔白、脉紧之表现，乃痰水内停之故也。痰水内停，遏阻太阳经气外达而致恶寒，虽有表证，而以里证为主，里气不通，表亦难和。正如《伤寒医诀串解》所说："因膀胱之水不行，营卫不调，不能作汗……是水在下焦。"故治当"引而竭之"，用疏利小便之法，自可奏效。

（二）方源与拓展应用

1. 方源

服桂枝汤，或下之，仍头项强痛，翕翕发热，无汗，心下满微痛，小便不利者，桂枝去桂加茯苓白术汤主之。（28）

桂枝去桂加茯苓白术汤方：

芍药三两　甘草二两（炙）　生姜（切）　白术、茯苓各三两　大枣十二枚（擘）

上六味，以水八升，煮取三升，去滓，温服一升。小便利则愈。本云，桂枝汤今去桂枝加茯苓、白术。

2. 应用

本证为水遏阳郁，气水郁结。阳因水郁，不达肌表，则外见"头项强痛，翕翕发热，无汗"；水与阳结，气化不行，则内见"心下满微痛，小便不利"。而其辨证要点则在于小便不利一症。用本方在于利小便以解阳郁，而解表、泻下均非本病之所宜。

刘渡舟教授指出：《伤寒论》有苓桂术甘汤，而没有苓芍术甘汤，这是大家公认的。但我认为，如果没有苓芍术甘汤与苓桂术甘汤对应，在治疗水证时则只有通阳之法，而无和阴之法。就像只有真武汤的扶阳利水，而无猪苓汤的育阴利水一样，是失之于偏颇的。桂枝汤中的桂枝和芍药，有"滋阴和阳"之功，在临床上具二分法之义。因此，仲景在桂枝汤加减法中，既有桂枝汤去芍药，又有桂枝汤去桂枝；既有桂枝汤加桂枝，又有桂枝汤加芍药。这种桂芍相互对应规律，符合疾病变化的客观要求。从这一规律出发，仅有苓桂术甘汤，而无苓芍术甘汤，便违背了仲景阴阳兼顾的治疗特点。而桂枝去桂加茯苓白术汤，正可以解读为"苓芍术甘汤"，与苓桂术甘汤相互发明，后者用于脾阳虚水气内停，前者用于脾阴虚水气内停。

八、厚朴生姜半夏甘草人参汤证

（一）实训医案

1. 腹胀案

陈某，男，43 岁，农民，1985 年 3 月 13 日就诊。患肝硬化病数年。近月来，纳差，食后腹胀，腹渐膨起，大便溏泄，小便少，神疲。舌胖大、边有齿痕、舌质暗红，苔白滑，脉沉弦。检查：腹水征明显。西医诊为"肝硬化腹水"。[周子娄医案：陕西中医，1988，（11）：517]

（1）诊断　厚朴生姜半夏甘草人参汤证。

（2）分析与辨证　患者有肝硬化数年，肝藏疏泄失常，横逆侵犯中焦，导致脾胃气血虚弱，则纳差，神疲；脾主健运，脾阳不足，运化失职，湿浊内生，阻滞气机，食后腹胀，腹渐隆起；脾气亏虚，升清无力，水谷下陷，则大便溏泄；水湿之邪偏渗大肠，则小便偏少；舌胖大、边有齿痕、舌质暗红，苔白滑，脉沉弦，皆为脾气虚弱，水湿内停之象。辨证属于脾气虚弱，运化失常，气机阻滞之证。

（3）立法处方

治法：消滞除满，温运健脾。

处方：厚朴生姜半夏甘草人参汤。

厚朴、生姜、茯苓、通草各15克，法夏10克，红参、炙草各5克。每日1剂，水煎温服。

8剂药后，腹膨起已消，纳食增进，小便增多。检查已无腹水征。继以上方加减治疗月余，诸症消失若常人。嘱其注意休息，节制饮食，勿食肥腻厚味陈臭等，随访半年未复发。

（4）相关知识　本证属于脾虚气滞，为虚实错杂之证，从本证的症状和治疗方药上看，当以气滞腹胀为主，脾虚次之。故治疗以消滞除满为主，温运健脾为辅。所以方中消滞之厚朴、生姜、半夏的用量远大于健脾之人参、甘草的用量，全方消补兼施，标本同治。

2. 心下痞案

叶某，男，39岁，1973年8月10日就诊。患者行胃次全切术后，恢复良好。唯出院后逐渐感觉胃腹痞满，嗳气频作，大便不畅，虽少食多餐以流质软食为主，亦感痞满不饥，病情日见明显。脉象细弱，苔白润。（陈瑞春医案：《伤寒名医验案精选》，1998.129）

（1）诊断　厚朴生姜半夏甘草人参汤证。

（2）分析与辨证　本案患者以胃脘痞满为主诉，且有嗳气频作、大便不畅等表现，此为脾胃气机壅塞且兼有脾虚失健，虚实夹杂，故而可投以厚朴生姜半夏甘草人参汤，补三消七，祛邪而兼以补虚。

（3）立法处方

治法：理气消痞，健脾助运。

处方：厚朴生姜半夏甘草人参汤。

党参12克，法半夏9克，枳壳6克，厚朴9克，炙甘草6克，佛手片9克，广木香6克，生姜3片。

5剂药后自觉气往下行，腹胀嗳气大减。继则服至20余剂，每隔1～2日服1剂，治疗两个多月一切正常。一年后腹胀未发作，消化良好，体略发胖。

（4）相关知识　脾胃之气虚弱，中焦健运不利，则可出现气机不畅、痰湿内生，并且二者可互为因果，而使阻滞更甚，症见腹胀、痞满等等，而其病机总属虚实夹杂。故而其治疗亦当攻邪与补虚兼顾，重用厚朴、生姜及半夏理气消痞，化饮祛湿；轻佐人参、甘草以助中焦之健运。

（二）方源与拓展应用

1. 方源

发汗后，腹胀满者，厚朴生姜半夏甘草人参汤主之。（66）

厚朴生姜半夏甘草人参汤方：

厚朴半斤（炙，去皮）　生姜半斤（切）　半夏半升（洗）　甘草二两（炙）
人参一两

上五味，以水一斗，煮取三升，去滓，温服一升，日三服。

2. 应用

本方主要治疗脾虚气滞腹胀证，虽然脾虚为本，但是气滞腹胀病情较急，根据"急则治其标"的原则，本方主要以消滞除满为主，兼以温运健脾。所以气滞腹胀为本方的主要临床表现，且腹胀有午后为甚、食入增剧、食消则减的特点。同时兼有神疲乏力、大便溏泄等脾虚的症状。

九、小建中汤证

（一）实训医案

1. 腹痛案

李妇，38 岁。产后失血过多，又加天气严寒，而腹中疼痛，痛时自觉肚皮向里抽动。此时，必须用热物温暖，方能缓解。切其脉弦细而涩，视其舌淡嫩，苔薄。（刘渡舟医案：《新编伤寒论类方》，1984.24）

（1）诊断　小建中汤证。

（2）分析与辨证　本病起于产后失血过多，从而导致气血虚衰，中气不建，又天气严寒，易受外界风寒邪气侵袭，是以本病属典型之虚寒腹痛，其辨证要点为：腹中急痛、喜温喜按、脉弦而细。本证由于血虚而不养肝，肝急而刑脾，脾主腹，是以拘急疼痛，而遇寒更甚。小建中汤其性甘温，补益脾气，建运中州，且兼以补血柔肝，平肝胆逆气，又能舒筋缓急以止痛，故而与本证之病机若合符契，丝丝入扣。

（3）立法处方

治法：温中补虚，调和气血。

处方：小建中汤。

桂枝 10 克，白芍 30 克，炙甘草 6 克，生姜 9 克，大枣 7 枚，当归 10 克，饴糖 40 克（烊化）。

此方服 3 剂，而腹痛不发。转方用双和饮气血两补收功。

（4）相关知识　小建中汤是在桂枝汤基础上倍用芍药，并加饴糖一升。桂枝汤可调和脾胃，燮理阴阳，小建中汤中倍用芍药配伍甘草、大枣酸甘化阴，可养血疏肝，缓急止痛。饴糖甘温补中，为稼穑之精华，建补中气首推饴糖，故而诸药相合可治中焦虚寒，气血虚衰之腹痛。小建中汤和桂枝加芍药汤皆可治疗腹痛，但是其主症有所不同：

小建中汤主治腹中急痛，而桂枝加芍药汤主治腹中胀满疼痛，因芍药味酸破阴结，如大柴胡汤、枳实芍药散等方皆取此功效，故可治腹胀满痛；饴糖甘温而缓急，故治腹中急痛，然而二者亦不可截然区分。

2. 胃痛案

张某，男，42岁，1966年6月10日初诊。胃脘隐痛反复发作已五年，经检查诊断为"胃黏膜脱垂"。近症常饿时胃脘痛，恶寒怕冷，口中和，不思饮，无恶心吞酸。大便微溏，日二次行，下肢酸软。先与附子理中汤治之不效，后细问症，据有汗出恶风，脉缓，知为表虚中寒之证，故予小建中汤。（胡希恕医案：《经方传真》，1994.38）

（1）诊断　小建中汤证。

（2）分析与辨证　本证胃脘隐痛，可知其为虚证，且恶寒怕冷、大便微溏、下肢酸软，可知其为里虚寒证；此外兼有汗出恶风、脉缓，则为营卫不和之表现，故而治疗当疏表温里，调和营卫，方用小建中汤。

（3）立法处方

治法：温中补虚，调和气血。

处方：小建中汤。

桂枝10克，白芍18克，生姜10克，大枣4枚，炙甘草6克，饴糖45克（分冲）。

上药服6剂，胃脘疼已，但饿时仍不适，大便溏好转仍日二行，仍服上方。7月1日复诊，除大便微溏外，无他不适。

（4）相关知识　小建中汤与附子理中汤二者同属太阴病方，皆有温里之功，然又有不同。小建中汤为阴血虚而兼有寒，《金匮要略》亦用此方治疗虚劳病，可知其养血补虚之功显著，另可调和营卫，临床可兼见汗出恶风等表现；附子理中汤为在理中汤基础上更加附子，其里寒证明显，临床多见腹泻、腹痛、腹胀，且有畏寒怕冷等表现。由上可知小建中汤偏重于养血补虚兼调和营卫，而附子理中汤则偏重于温化中焦寒邪。

（二）方源与拓展应用

1. 方源

伤寒，阳脉涩，阴脉弦，法当腹中急痛，先与小建中汤；不差者，小柴胡汤主之。（100）

伤寒二三日，心中悸而烦者，小建中汤主之。（102）

小建中汤方：

桂枝三两（去皮）　甘草二两（炙）　大枣十二枚（擘）　芍药六两　生姜三两（切）　胶饴一升

上六味，以水七升，煮取三升，去滓；内饴，更上微火消解，温服一升，日三服。呕家不可用建中汤，以甜故也。

2. 应用

小建中汤在桂枝汤调和脾胃的基础上倍用芍药加用饴糖，属甘温补益之剂，《素问·脏气法时论》载："肝苦急，急食甘以缓之"，故而小建中汤亦有培土制木之功。

小建中汤在临床上运用广泛：①气血不和，阴阳失调，脾气虚弱所致心中悸而烦；②气血虚衰，中焦有寒之腹中急痛；③肝胆气机疏泄不利所致之胁痛；④虚劳证出现腹痛、遗精、心悸、四肢酸痛等症者。

十、桂枝人参汤证

（一）实训医案

1. 外感腹泻案

陈某，女，19岁。外感风寒已四五天，头身尽痛，发热恶寒，大便作泻，每日四五次，腹中绵绵作痛。曾服藿香正气散无效。脉浮弦而缓，舌苔薄白而润。（刘渡舟医案：《经方临证指南》，1993.104）

（1）诊断 桂枝人参汤证。

（2）分析与辨证 本证为太阳、太阴合病，病起于外感风寒，太阳病未罢而兼以太阴中寒，即《伤寒论》163条所言："太阳病，外证未除，而数下之，遂协热而利，利下不止，心下痞硬，表里不解者，桂枝人参汤主之。"头身尽痛、发热恶寒等为太阳病之表现，另外腹痛、腹泻，舌苔薄白而润为太阴里寒证之征象。故而治疗当解表温里，方用桂枝人参汤。

（3）立法处方

治法：温中解表。

处方：桂枝人参汤。

党参10克，干姜10克，白术10克，炙甘草6克，桂枝12克。

先煮理中汤，后下桂枝，昼夜分温三服，两剂而愈。

（4）相关知识 桂枝人参汤证为太阳、太阴表里同病，其主症为"协热而利"，即太阴病下利之同时伴有表证发热恶寒等症状。其治疗应当表里同治，用桂枝人参汤，其中理中汤温里祛寒而治太阴病之下利，另加桂枝以解表散寒，发表温里配合为用。

2. 胃痛案

谭某，男，36岁，1973年9月17日就诊。素患胃痛，反复发作，经胃肠钡餐检查，诊为十二指肠球部溃疡。近一月来胃脘隐隐作痛，经常发作，以饭后二三小时及夜间尤甚。右上腹部有明显压痛及痞闷感，口淡无味，时泛清水，胃纳欠佳，神疲乏力，大便正常，小便较多，脉迟弱，舌质淡白，苔薄白。（刘赤选医案：《伤寒名医验案精选》，1998.140）

（1）诊断 桂枝人参汤证。

（2）分析与辨证 本证的主要临床表现为胃痛隐隐，口淡无味，神疲乏力，时泛清水，小便较多，舌淡苔白，显然为虚寒征象，为理中汤证。然而，本患者素患胃痛，反复发作，或有陈寒盘踞凝结，故在理中汤温中散寒基础上配伍桂枝以温通阳气，阳气通达如日光普照，则阴霾寒邪随之消散，而陈寒腹痛可愈。

（3）立法处方

治法：温中散寒。

处方：桂枝人参汤。

党参15克，白术15克，干姜9克，炙甘草9克，桂枝12克（后下）。3剂，每日1剂。

二诊：服上药后，胃痛减轻，纳食稍增，时觉脘闷欲吐，脉舌如前。照上方加法半夏9克以温胃止吐。又服3剂，胃痛已止，饮食如常。

三诊：停药后胃痛又复发，痞闷喜按，小便较多，脉迟细，舌淡，苔薄白，第一方减桂枝3克。服药3剂后痛止，继服至胃痛消失，不再复发。

（4）相关知识　桂枝人参汤由理中汤加桂枝四两组成，其中干姜温里散寒，白术健脾燥湿，人参合甘草补益脾气，诸药相合共奏温中散寒之功。桂枝人参汤中用桂枝四两，且后下，取其通经络祛在表之寒，并温通心阳，使阴霾得散。

（二）方源与拓展应用

1. 方源

太阳病，外证未除，而数下之，遂协热而利，利下不止，心下痞硬，表里不解者，桂枝人参汤主之。（163）

桂枝人参汤方：

桂枝四两（别切）　甘草四两（炙）　白术三两　人参三两　干姜三两

上五味，以水九升，先煮四味，取五升，内桂，更煮取三升，去滓，温服一升，日再、夜一服。

2. 应用

本方主要应用于中阳不足之证，不拘何病只要病机符合、属表里虚寒之证皆可随证施用。临床多见于胃脘痛、下利、虚寒呃逆、心悸等病症。

桂枝人参汤证和葛根芩连汤证皆是"协热而利"，然而葛根芩连汤证之下利属热利，兼见心烦口渴、小便黄赤、肛门灼热、利下臭秽等热象；而桂枝人参汤证为表里俱寒之下利，兼见小便清长、口淡不渴、下利清稀等虚寒征象，二者应加以辨别。

十一、茯苓四逆汤证

（一）实训医案

烦躁案

段某，素体衰弱，形体消瘦，患病年余，久治不愈。症见两目欲脱，烦躁欲死，以头冲墙，高声呼烦。家属诉：起初微烦头痛，屡经诊治，因其烦躁，均用寒凉清热之剂，多剂无效，病反增剧。面色青黑，精神极惫，气喘不足以息，急汗如油而凉，四肢厥逆，脉沉细欲绝。[周连三医案：中医杂志，1965，（1）：28]

（1）诊断　茯苓四逆汤证。

（2）分析与辨证　素体衰弱，形体消瘦，又患病日久，导致少阴心肾阳亡阴伤，虚阳浮越而烦躁欲死，以头冲墙。又神惫气喘，冷汗如油，四肢厥冷，脉微欲绝，此虚象之甚。恐阳亡而阴不能继，急用茯苓四逆汤以回阳救阴，交通心肾。待阳回津复，坎离既济，则烦躁自除。切勿清热除烦，以寒治寒，否则，残阳游冰，祸不旋踵。

（3）立法处方

治法：回阳益阴。

处方：茯苓四逆汤。

茯苓 30 克，高丽参 30 克，炮附子 30 克，炮干姜 30 克，甘草 30 克。急煎服之。服后烦躁自止，后减其量，继服 10 余剂而愈。

（4）相关知识　少阴亡阳，烦躁欲死，乃危脱之象，预后不良。《伤寒论》第 296 条云："少阴病，吐利躁烦，四逆者死。"第 300 条云："少阴病，脉微细沉，但欲卧，汗出不烦，自欲吐，至五六日自利，复烦躁不得卧寐者死。"虽言"死"，并非不治，如能及时回阳救阴，仍有可愈之机。本案烦躁欲死，以头冲墙，又神惫气喘，冷汗如油，四肢厥冷，脉微欲绝，显为虚阳外越，阴精亦衰之证，用茯苓四逆汤以回阳为主，兼顾其阴，阳回阴固而烦躁可除。

（二）方源与拓展应用

1. 方源

发汗，若下之，病仍不解，烦躁者，茯苓四逆汤主之。（69）

茯苓四逆汤方：

茯苓四两　人参一两　附子一枚（生用，去皮，破八片）　甘草二两（炙）　干姜一两半

上五味，以水五升，煮取三升，去滓，温服七合，日二服。

2. 应用

本证阴阳俱虚，但以阳虚为主。由于虚阳外扰，其症以烦躁为主。茯苓四逆汤其组方包括了四逆汤、四逆加人参汤、干姜附子汤三个方剂，这些方剂均有回阳救逆之功，因此，茯苓四逆汤其功能核心仍是回阳救逆。又因阴伤而出现烦躁，故加人参以生津，茯苓以宁心。人参配姜、附，于回阳之中有益阴之效，益阴中有助阳之功，阳虚而阴液不继者，多取此法。本方临床不唯治烦躁，凡阳亡阴伤之证，皆可使用。

十二、甘草干姜汤证

（一）实训医案

遗尿案

刘某，男，30 岁。患遗尿证甚久，日则间有遗出，夜则数遗无间，良以为苦。医咸认为肾气虚损，或温肾滋水而用桂附地黄汤；或补肾温涩而用固阴煎；或以脾胃虚寒而用黄芪建中汤、补中益气汤。其他鹿茸、紫河车、天生磺之类，均曾尝试，有效有不

效，久则依然无法治。吾见前服诸方于证未尝不合，何以投之罔效。细诊其脉，右部寸关皆弱。舌白润无苔。口淡，不咳唾涎，食纳略减。小便清长而不时遗，夜为甚，大便溏薄。[赵守真医案：广东中医，1962，(9)：14]

(1) 诊断　甘草干姜汤证。

(2) 分析与辨证　遗尿责之于肾虚者多，然本案迭用补肾固涩之法，治之罔效，说明此遗尿非肾虚所为。察其舌脉，右部寸关皆弱，舌白润无苔，此肺脾虚弱之象。然用黄芪建中汤、补中益气汤等补肺脾之气之方言何亦不效？盖知不唯脾肺气虚，恐有阳虚之虞。及察患者口淡不渴、大便溏薄，则肺脾阳虚可知，故前治皆不贴切，唯温补脾肺之法，方为妥当。

(3) 立法处方

治法：温补脾肺，摄津止遗。

处方：甘草干姜汤。

炙甘草24克，干姜（炮透）9克。日2剂。

3日后，尿遗大减，涎沫亦稀。再服5日而诸症尽除。然以8日服药16剂，竟愈此难治之证，诚非始料所及。

(4) 相关知识　遗尿属于水液代谢失调之消渴证范畴，审系肾脾肺三脏之病为多。但本案补肾肺脾之药，服之屡矣，效皆不显，只是没抓住阳虚一因。消渴一证，肺为水之高源，水不从于气化，下注于肾，脾肾而不能制约，则关门洞开，是以治肺为首要，温脾为协从，而本证亦何独不然。景岳有说："小水虽利于肾，而肾上连肺，若肺气无权，则肾水终不能摄。故治水者必先治气，治肾者必先治肺。"本证病缘于肾，因知有温肺脾以化水之治法。又甘草干姜汤证原有遗尿之症，更为借用有力之依据。

（二）方源与拓展应用

1. 方源

伤寒，脉浮，自汗出，小便数，心烦，微恶寒，脚挛急，反与桂枝欲攻其表，此误也。得之便厥，咽中干，烦躁吐逆者，作甘草干姜汤与之，以复其阳；若厥愈足温者，更作芍药甘草汤与之，其脚即伸；若胃气不和，谵语者，少与调胃承气汤；若重发汗，复加烧针者，四逆汤主之。(29)

甘草干姜汤方：

甘草四两（炙）　干姜二两

上二味，以水三升，煮取一升五合，去滓，分温再服。

2. 应用

古圣治阴阳两虚之证，往往扶阳于先，滋阴于后。本证亦先用甘草干姜汤以复其阳，使阳生则阴长，阳固而阴存。然本证毕竟有脚挛急、咽干等阴伤之象，在回阳时亦不能不加考虑，本方甘草剂量大于干姜一倍，即意在温中回阳而又不伤下焦之阴。后世多将本方用于脾、肺虚寒之证，如治脾阳虚衰，不能统血之大便下血，易干姜为炮姜，以温脾摄血；又虚寒肺痿，津冷气阻，上不制下之吐涎沫、头眩、遗尿，使用本方有良效。

十三、芍药甘草汤证

（一）实训医案

1. 阴部抽痛案

刘某，男，50岁，初诊日期1968年9月21日。前阴抽痛，伴经常胃脘痛半年，经补肾养肝等法治疗不效，经友人介绍来会诊，舌苔薄白，脉沉细弦。（胡希恕医案：《经方传真》，1994.253）

（1）诊断　芍药甘草汤证。

（2）分析与辨证　本证患者主症为前阴抽痛以及胃脘痛，证属阴血虚而筋脉失养，故而抽痛。可施以芍药甘草汤滋阴养血，柔肝舒筋，缓急止痛。

（3）立法处方

治法：养血益阴，舒筋缓急。

处方：芍药甘草汤。

白芍18克，甘草18克。

服3剂前阴抽痛好转，服6剂诸症已。

（4）相关知识　芍药甘草汤在《伤寒论》第29条之中用治脚挛急，其证属阴血不足，筋脉失养，故而挛急疼痛。《朱氏集验方》称本方为"去杖汤"，对于肌肉拘急不利等症多有良效，此外，除四肢外身体其他部位之拘急疼痛亦可施以此方，如腹挛痛等等。

2. 小腿拘挛案

朱某，女，45岁，1986年11月30日初诊。近4个月来两侧小腿有莫可名状的酸、麻、胀、似痛非痛之感，有时抽筋，有时有触电样感觉，静坐休息时反而加重，常须拍打、按捏稍能缓解。本院神经科诊断为不安腿综合征。经西药治疗无效而来余处求诊。两腿关节活动正常，按委中、承山穴有明显酸胀感。头晕乏力，夜寐不安，纳谷不佳，坐立不安。舌淡红中裂，苔薄白，脉弦。［王明如医案：浙江中医杂志，1988，（6）：273］

（1）诊断　芍药甘草汤证。

（2）分析与辨证　本证患者小腿抽筋，以及有酸、麻、胀、似痛非痛之感，且舌淡红中裂，皆为肝血不足所致。肝藏血，主筋，肝血不足，筋脉失养则可出现以上诸多症状。

（3）立法处方

治法：养血柔肝，舒筋缓急。

处方：芍药甘草汤。

生白芍60克，甘草5克。5剂。

服药以后诸症明显改善，夜已能安睡，胃纳好转，共服上药30剂痊愈。

（4）相关知识　芍药甘草汤证属肝血亏虚，筋脉失濡，然而若是阴阳两虚，症见脚挛急且恶寒、脉微细，则属芍药甘草附子汤证，即在芍药甘草汤基础上再加附子以扶阳益阴。附子合甘草辛甘化阳，且甘草可佐制附子峻烈之性，芍药合甘草酸甘化阴，三味药物相合共奏阴阳双补之功。

（二）方源与拓展应用

1. 方源

伤寒，脉浮，自汗出，小便数，心烦，微恶寒，脚挛急，反与桂枝欲攻其表，此误也。得之便厥，咽中干，烦躁吐逆者，作甘草干姜汤与之，以复其阳；若厥愈足温者，更作芍药甘草汤与之，其脚即伸；若胃气不和，谵语者，少与调胃承气汤；若重发汗，复加烧针者，四逆汤主之。（29）

发汗，病不解，反恶寒者，虚故也，芍药甘草附子汤主之。（68）

芍药甘草汤方：

白芍药、甘草（炙）各四两

上二味，以水三升，煮取一升五合，去滓，分温再服。

芍药甘草附子汤方：

芍药、甘草各三两（炙）　附子一枚（炮，去皮，破八片）

上三味，以水五升，煮取一升五合，去滓，分温三服。

2. 应用

芍药甘草汤组方精简，疗效显著，寓酸甘化阴之法，具有柔肝和脾、滋阴养血之功，善治由肝血亏虚，筋脉不利所致之拘急疼痛。《朱氏集验方》称本方为"去杖汤"，对于阴血虚少型两足拘挛性疼痛以及腓肠肌痉挛活动受限，且见脉弦舌红者，用之多验。若见肌肉松弛、便溏则不宜使用，若兼有阳虚征象，则用芍药甘草附子汤。

十四、炙甘草汤证

（一）实训医案

1. 心动悸案

一人年五十余，中气本弱。至元庚辰六月中病伤寒八九日。医见其热甚，以凉剂下之，又食梨三四枚，痛伤脾胃，四肢冷，时昏愦。罗诊之，其脉动而中止，有时自还，乃结脉也。心亦悸动。吃噫不绝，色变青黄，精神减少，目不欲开，蜷卧恶人语。（罗谦甫医案：《名医类案》，1957.146）

（1）诊断　炙甘草汤证。

（2）分析与辨证　本证患者中气本弱，服寒凉泻下之剂，且又食梨三四枚，以致痛伤脾胃。后天之本既伤，生化之气乏源，阳气失于温通，心主血脉，中气伤而后天生化不足，心神失于濡养，故见心动悸；阳气虚弱无力鼓动气血运行，心阴血虚脉道不充，故见脉结代，此为心阴阳两虚之证。

（3）立法处方

治法：养血滋阴，通阳复脉。

处方：炙甘草汤。

炙甘草，生地黄，大枣，阿胶，麻仁，麦门冬，桂枝，生姜，人参。

剉一两剂服之，不效。

二诊：罗再思脉病对，莫非陈药腐而不效乎？再于市铺选尝气味厚者，再煎服之，其病减半，再服而愈。

（4）相关知识　炙甘草汤的煎服方法特殊，应予以注意，煎药之溶媒为清酒七升与水八升之混合，且阿胶烊化。《灵枢·终始》载："阴阳俱不足，补阳则阴竭，泻阴则阳脱，如是者，可将以甘药，不可饮以至剂。"炙甘草汤证为阴阳俱虚，思求经旨不可饮以至剂，可将以甘药，故重用炙甘草四两为君药，坐镇中州，先复后天之本，继以生地、阿胶、麦冬一派濡润之药滋阴养心，配伍桂枝、生姜温振阳气，宣通经脉，更以清酒七升兑入煎药，取其善行流窜之性以通利经隧，诸药相合共奏通阳复脉、养血滋阴之功。

2. 汗出不止案

陈某，女，55岁。平日身体素虚，外出后夜里忽大汗不止，面苍，手足不温，心跳气短，精神萎靡，小便清长，夜难入寐，舌淡苔薄白，脉细弱。（蒋序学医案：《伤寒名医验案精选》，1998.167）

（1）诊断　炙甘草汤证。

（2）分析与辨证　本证患者大汗出，伴心悸气短，此为阳气大虚，不能温振心阳，汗为心之液，心阳不足，失于固摄而大汗出，且心悸气短，心神失养故而夜难入寐，此为阳损及阴，阴阳两虚，可投以炙甘草汤温养固摄，益阴养血。

（3）立法处方

治法：养血滋阴，通振心阳。

处方：炙甘草汤。

炙甘草20克，桂枝10克，制附子10克，麦冬12克，阿胶10克，火麻仁12克，生地黄15克，党参10克，大枣5枚，生姜3片。3剂。

药后，汗出止，手足转温，但仍心悸不安。上方进退，继服5剂之后，心悸减轻，但体质较弱。嘱其常服补中益气丸及归脾丸，气血双补而愈。

（4）相关知识　炙甘草汤主要为心阴阳两虚之证而设，临床多见心悸、气短、失眠等症，然而临床运用不可拘泥，当谨守病机，而不拘于症状，比如此证心阳虚而见大汗出即是其例。另外，《灵枢·大惑论》载："目者，心之使也。"由于心阴阳两虚亦可见多种目疾，临床亦由此方加减施治目干、畏光、失明等眼科疾患。

（二）方源与拓展应用

1. 方源

伤寒，脉结代，心动悸，炙甘草汤主之。（177）

炙甘草汤方：

甘草四两（炙）　生姜三两（切）　人参二两　生地黄一斤　桂枝三两（去皮）阿胶二两　麦门冬半斤（去心）　麻仁半升　大枣三十枚（擘）

上九味，以清酒七升，水八升，先煮八味，取三升，去滓，内胶烊消尽。温服一升，日三服。

2. 应用

炙甘草汤适用于心阴阳两虚之证，以脉结代、心动悸为主要指征，可辨证施用于多种原因导致的心律失常、病态窦房结综合征等疾病。其中心悸甚，动则气促者可加龙骨、牡蛎；恶心呕吐者可加半夏；纳呆、脾胃不和者可加陈皮、砂仁，总之应遵循古训，观其脉证，知犯何逆，随证治之。

第三节　蓄 水 证

一、五苓散证

（一）实训医案

1. 蓄水案

陈某，男，11岁。七天前感冒，发热、恶寒、头痛，经治好转，但未痊愈。近两天来，烦躁不安，口渴，每天饮水10～15次，每次100毫升左右，小便频数，约每30～60分钟一次，但量少，有时仅几滴，脐下胀、满、痛、拒按，胃纳不佳，大便少。经服西药，病情如故而前来求治。身微热（体温37.5℃），无汗，小腹按之疼痛，脉浮弦，舌淡苔白厚。[刘金渊医案：浙江中医学院学报，1985，9（1）：39]

（1）诊断　五苓散证。

（2）分析与辨证　患者七天前感冒，出现发热、恶寒、头痛等太阳表证，经治疗后太阳表证有所好转，但未痊愈，故仍有身微热，无汗，脉浮；而烦躁、口渴欲饮、小便频数、少腹胀满疼痛等症，则由太阳之表邪随经入腑影响了膀胱的气化功能所致。津液不能上乘，故渴欲饮水，甚则烦躁；气化失司，水不下排，故小便不利；水液内停，气机阻滞，故少腹胀满疼痛。因此，本案为典型的太阳蓄水证。

（3）立法处方

治法：化气行水，兼以解表。

处方：五苓散原方改汤剂。

服药3剂后，小便次数减少，尿量增多，小腹胀满痛减轻，口渴不甚，饮水量减少，烦躁不安亦减，苔白转薄，脉弦。原方加怀山药25克、薏苡仁20克以补肾健脾利水，继服3剂，诸症痊愈。

（4）相关知识　本方既可用作散剂，也可作汤剂服用。临床应用时须注意在服药期间，应多饮暖水，以助药力，散水邪而行津液。凡属膀胱气化不利之蓄水证者，不论有无表证，皆可用本方治疗。

2. 大渴案

一程姓病人，症见高热口渴，谵语不眠，小便短赤，脉浮洪大。连给大剂人参白虎汤3剂，不但症状无减，口渴反而增剧。我素遵家训（家父曾谓：伤寒方治病效若桴鼓，但用之不当，祸亦不浅。凡伤寒用药逾三剂而病不减者，就要退让高明，万勿固执己见，贻误病人。先祖有"伤寒不过三"遗训），因此向病家告辞，请其改延他医。可是病家苦苦挽留，诚恳之情，又使我难以推却。正踌躇间，恰病者邻居程某来访，谓：他不知医理，但闻乡前辈某曾治一病人，口渴喜热饮，后用桂附之类云云。我猛然大悟，急问病者，喜热饮否？答道：喜热饮，虽至手不可近，亦一饮而尽。再细察其舌，质红无苔而滑。（俞长荣医案：《伤寒论汇要分析》，1964.57－58）

（1）诊断　五苓散证。

（2）分析与辨证　患者症见高热口渴，谵语不眠，小便短赤，脉浮洪大，虽似白虎证，投之无效反而增剧，且口渴喜热饮非白虎汤所宜，此乃无根之火上浮，故口渴喜热饮，舌红而滑；虚火扰及神明，故谵语；火不归位，膀胱气化失职，故小便短赤。知本病不在阳明仍在太阳，加之病人舌滑，故诊断为太阳膀胱蓄水证。患者口渴、小便不利乃膀胱气化功能失常所致。其高热、舌红、谵语、不眠均由虚热引起，不可视为阳明热证。

（3）立法处方

治法：化气利水。

处方：五苓散改汤剂。

茯苓15克，猪苓10克，泽泻10克，白术10克，肉桂6克（后下）。（编者注：原案中处方无量，以本方临床常用量补之）

方中桂枝易为肉桂，以引火归元。仅两剂，热退口和，小便清利。

（4）相关知识　口渴一证，不唯火热伤津一因，下焦蓄水亦会导致严重之口渴。水蓄于下，膀胱气化功能失职，水饮内停，气不布津，津液不能敷布于口，故渴欲饮水。更甚者可导致内停之水上干胃腑，胃失和降，使所饮之水，拒而不受，以致水入则吐，而吐后仍然渴饮。于是饮水而渴不解，呕吐而水饮不除的结果，《伤寒论》称之为"水逆"，为蓄水之重证。治疗此类口渴，万不可滋阴生津，否则越滋越堵，水气越聚，唯当化气行水之法，气化则水散，而自能上润于口，五苓散为的对之方。

（二）方源与拓展应用

1. 方源

太阳病，发汗后，大汗出，胃中干，烦躁不得眠，欲得饮水者，少少与饮之令胃气和则愈。若脉浮，小便不利，微热消渴者，五苓散主之。（71）

发汗已，脉浮数，烦渴者，五苓散主之。（72）

伤寒，汗出而渴者，五苓散主之；不渴者，茯苓甘草汤主之。（73）

中风发热，六七日不解而烦，有表里证，渴欲饮水，水入则吐者，名曰水逆，五苓

散主之。(74)

本以下之，故心下痞，与泻心汤，痞不解，其人渴而口燥烦，小便不利者，五苓散主之。(156)

五苓散方：

猪苓十八铢（去皮） 泽泻一两六铢 白术十八铢 茯苓十八铢 桂枝半两（去皮）

上五味，捣为散，以白饮和服方寸匕，日三服，多饮暖水，汗出愈，如法将息。

2. 应用

本证为太阳经腑同病之蓄水证，以水蓄膀胱、气化不利为基本病机。临床以小便不利、微热、消渴为辨证要点。五苓散重在化气行水，水行气化则阳气宣通，故叶天士说："通阳不在温，而在利小便。"临床无论有无表证，只要是膀胱气化失常，水饮内停，小便不利者，即可酌情选用。现代临床常用于治疗急性肾炎、肾病综合征、功能性尿潴留、急性膀胱炎、早期肾功能不全、绝经期水肿、产后癃闭、羊水过多症、肠炎、小儿秋季腹泻、慢性充血性心衰、肝硬化腹水、关节腔积液、中耳炎、青光眼等属于水湿内停，膀胱气化不利者。

二、茯苓甘草汤证

（一）实训医案

1. 心悸案

某女，50岁。诉心悸阵作十余年，近来发作频繁，数日一发。发则心悸不宁，胸闷如窒，气短不续，四肢无力，甚则晕厥不知，片时方苏。西医诊断为阵发性室上性心动过速，常需药物终止其发作。见其体胖腹大，面呈黑晕（是有水气之征）。细询病史，知其晨起即泄亦十余年，腹胀满，心悸发作前常觉心下悸动。脉沉弦，舌淡苔白而滑。[高飞医案：国医论坛，1997，11（6）：19]

（1）诊断 茯苓甘草汤证。

（2）分析与辨证 患者面呈黑晕，脉沉弦，舌淡苔白而滑，知病为水饮所致。水停胃脘，上凌于心，故心悸发作前常觉心下悸动；浊阴上冒清阳，故见晕厥不知，片时方苏；胃虚水饮浸渍肠中，故晨起即泻。证属阳虚水停中焦。《伤寒论》有云："伤寒，厥而心下悸，宜先治水，当服茯苓甘草汤，却治其厥，不尔，水渍入胃，必作利也。"此例虽非水饮阻遏、阳气不达四末之厥冷，却是水气凌心浊阴上冒清阳之厥逆。

（3）立法处方

治法：温中阳，化水饮。

处方：茯苓甘草汤。

茯苓45克，桂枝30克，生姜45克，炙甘草15克。6剂。

药后腹中觉温，矢气尿畅，腹胀大减，晨泄竟愈，且一周来未发作过心悸，腹围缩小近20厘米。继以上方小其剂，嘱服两周以善后。两月后来告，诸症大安，两月来仅发作

1次室上速,且屏气后自行终止,持续时间明显缩短。小便增多,而心下之悸明显减少。再进3剂,诸症得安。自此之后,未再复发。

(4) 相关知识 胃中停饮一证,临床可见有心下悸动,四肢不温,或见下利,舌苔水滑,脉象滑或弦。本案脉证,主胃中停饮无疑,根据仲景治水之法,处以茯苓甘草汤温胃化饮获效。本方生姜剂量宜大,病重者亦可改用生姜汁冲服。

2. 心下悸案

阎某,男,26岁。患心下筑筑然动悸不安,腹诊有振水音与上腹悸动。三五日必发作一次腹泻,泻下如水,清冷无臭味,泻后心下之悸动减轻。问其饮食、小便,尚可。舌苔白滑少津,脉象弦。(刘渡舟医案:《刘渡舟临证验案精选》,1996.94)

(1) 诊断 茯苓甘草汤证。

(2) 分析与辨证 患者心下动悸不安,三五日必发作一次腹泻,泻下如水,清冷无臭味,提示为寒饮,泻后心悸减轻可判断此心悸为水饮凌心所致,腹诊上腹有振水音,提示病位在胃不在膀胱,辨证为胃阳不足,水停中焦。

(3) 立法处方

治法:温胃化饮,通阳利水。

处方:茯苓甘草汤。

茯苓24克,生姜24克,桂枝10克,炙甘草6克。

药服3剂,小便增多,而心下之悸明显减少。再进3剂,诸症得安。自此之后,未再复发。

(4) 相关知识 五苓散证与茯苓甘草汤证,有水蓄下焦和水停中焦之不同;在证候方面有口渴与不渴、小便不利与小便自利的区别,二者证治不可混淆。只是第73条茯苓甘草汤证叙述过简,难于辨认,与原文第356条合参,可知此证当有"心下悸"。临证推按此类病人的上腹部,可听到震水音者,则更可确认。本方生姜的用量一定要大,一方面能温胃散寒、通气化饮,另一方面配合苓桂可以助其通阳化气之功。

(二) 方源与拓展应用

1. 方源

伤寒,汗出而渴者,五苓散主之;不渴者,茯苓甘草汤主之。(73)

伤寒厥而心下悸,宜先治水,当服茯苓甘草汤,却治其厥;不尔,水渍入胃,必作利也。(356)

茯苓甘草汤方:

茯苓二两　桂枝二两(去皮)　甘草一两(炙)　生姜三两(切)

上四味,以水四升,煮取二升,去滓,分温三服。

2. 应用

茯苓甘草汤药用四味,茯苓淡渗利水,兼能健脾;桂枝温通阳气,化气行水;生姜温胃和中,辛散水饮;甘草和中补虚,兼调诸药。四药相伍,共奏温中化饮、通阳利水之功。现代临床多用此方治疗慢性胃炎、充血性心力衰竭、心律失常、肺心病、产后尿潴留等属于中焦水饮内停的疾病。临床上以心下悸、口不渴、手足不温、小便不利等为辨证要点。

第四节　蓄 血 证

一、桃核承气汤证

(一) 实训医案

1. 蓄血案

杜某，女，18岁。因遭受惊吓而精神失常，或哭或笑，惊狂不安。伴见少腹疼痛，月经愆期不至。舌质紫暗，脉弦滑。(刘渡舟医案：《经方临证指南》，1993.45)

(1) 诊断　桃核承气汤证。

(2) 分析与辨证　患者少腹疼痛，舌质紫暗，故瘀血在少腹。因遭受惊吓而精神失常，可知瘀血为初结。惊狂不安为瘀热上扰神明，因热与血结所以月经愆期不至，少腹腹痛，故辨证为血热互结于下焦。

(3) 立法处方

治法：泻下瘀热。

处方：桃核承气汤。

桃仁12克，桂枝9克，大黄9克，炙甘草6克，柴胡12克，丹皮9克，赤芍9克，水蛭9克。2剂。

药后经水下行，少腹痛止，精神随之而安。

(4) 相关知识　桃核承气汤证的病机关键在于下焦蓄血，瘀血与邪热相结。从临床实际情况来看，多与妇女经血瘀阻有关，如瘀热闭经、少腹硬痛而心情烦躁或如狂者，服用本方多有疗效。另外，产后恶露不下，瘀血内阻而见喘胀欲死，或精神狂妄者，亦可使用本方。本方还可与桂枝茯苓丸交替使用，治疗妇女癥瘕痼结。若与大柴胡汤合用，则应用范围更广，凡是胸腹胁肋疼痛，以两侧为主，每遇阴雨寒冷而痛势加剧，或有跌仆损伤病史者，是为瘀血久停于内，无论其部位在上在下，皆能获效。临床使用桃核承气汤以少腹急结、神志如狂、小便自利、舌紫暗等为辨证要点。

2. 热入血室案

李某，女，28岁。春三月经水来多，八日方止，因当烈日摘茶，忽然小腹急痛，上冲心膈，寒热往来，喜呕，药不得入口，手足厥冷，气闭神昏。医以附子五积散加减等方治之不效，更延余诊。脉象沉伏，舌苔黄，质暗红。[陈正昭医案：江西医药，1964，(2)：107]

(1) 诊断　桃核承气汤证。

（2）分析与辨证　患者月经方来，血室洞开，头冒烈日，感受热邪，遂与血结于胞宫，导致蓄血证的发生。瘀热互结于胞宫，故见小腹急痛；瘀热上扰神明，故气闭神昏。本案蓄血实为热入血室所致，故有寒热往来、喜呕等少阳之证。仲景治热入血室有小柴胡法，然小柴胡乃和解之方，今热邪势急，必用急攻。况血海隶于阳明，以少阳为来路，当以阳明为去路。宜泄热逐瘀，用桃核承气汤治之。

（3）立法处方

治法：泻下瘀热。

处方：桃核承气汤。

桃仁12克，桂枝6克，大黄12克，芒硝6克，炙甘草6克。

连服3剂，厥回呕平，粪下黑物，痛缓神清。唯肚腹胀大，二诊改进小柴胡汤加山楂、益母草、当归、川芎、广皮、厚朴、云连，调治两周全安。

（4）相关知识　病起外感，热入血室，但表证已罢，邪陷于里，故但见少腹满痛，气闭神昏，脉象沉伏，舌苔黄，质暗红，此下焦蓄血证俱备。遵《伤寒论》"热结膀胱，其人如狂，血自下，下者愈"及"外解已，但少腹急结者，乃可攻之"之旨，当用桃核承气汤下之。

（二）方源与拓展应用

1. 方源

太阳病不解，热结膀胱，其人如狂，血自下，下者愈。其外不解者，尚未可攻，当先解其外；外解已，但少腹急结者，乃可攻之，宜桃核承气汤。（106）

桃核承气汤方：

桃仁五十个（去皮尖）　大黄四两　桂枝二两（去皮）　甘草二两（炙）　芒硝二两

上五味，以水七升，煮取二升半，去滓，内芒硝，更上火微沸，下火，先食温服五合，日三服，当微利。

2. 应用

本证为瘀血与邪热相结于下焦之蓄血证，以"少腹急结，其人如狂"为主要临床表现，治应活血化瘀，通下瘀热。桃核承气汤用桃仁破血通瘀，以大黄化瘀清热，桂枝通阳化气以助桃仁，芒硝泻下软坚以助大黄。为防泻下力强，而用甘草缓之。本方长于破血下瘀，引热下行，临床运用十分广泛，如跌打损伤，瘀血内停之疼痛；火旺血郁于上之头痛头胀、目赤齿痛；血热妄行之鼻衄、吐血；妇人瘀血经闭、恶露不下、少腹坚痛、喘胀欲死等，都有很好疗效。

运用桃核承气汤还应注意几点：①抓住下焦蓄血的特征。瘀血内停，血络受阻，心脉失养，往往见到精神及情志方面的异常，轻者烦躁、善忘，重者如狂、发狂。正如《素问·调经论》所说："血并于下，气并于上，乱而喜忘"，这是下焦蓄血一个明显的证候特点。②本方泻热逐瘀力强，运用时以患者体质壮实为前提，体质虚弱者，不可妄投。③本证病位在下，故以空腹服药为佳。

二、抵当汤（丸）证

（一）实训医案

1. 目障案

刘某，女，31 岁。产后受风引起目疼，以致视力逐渐下降已二年余。病变先从右眼开始，视力从 1.2 降至 0.1。经眼底检查，发现眼底水肿，黄斑区呈棕黑色变化，被诊断为"中心性视网膜炎"，经过治疗，右眼视力恢复到 1.0，但左眼视力又从 1.5 下降到 0.1。服用中成药石斛夜光丸后，视力有所上升，左眼达 0.8，右眼至 1.2。但患者常觉后背疼痛，右侧少腹亦疼，每次遇到月经期则两眼发胀，腰腹俱痛。而且精神紧张，惊怖不安，少寐善忘。舌质暗绛，舌边有瘀斑，脉弦滑。（刘渡舟医案：《经方临证指南》，1993.46）

（1）诊断　抵当汤证。

（2）分析与辨证　患者产后外感风寒，邪气入里，与血互结于下，故见少腹疼痛。瘀血内结，肝脉瘀阻，不能养目，故见视力下降，目痛。经期血盛，瘀阻更甚，故目痛加重。下焦蓄血，心神失养，故见精神紧张，惊怖不安，少寐善忘等症。病机为下焦蓄血，气滞血瘀，瘀浊上扰。

（3）立法处方

治法：逐瘀活血。

处方：抵当汤。

大黄 9 克，桃仁 15 克，虻虫 6 克，水蛭 6 克，丹皮 9 克，白芍 9 克。

服药后约六七小时，出现后脑部跳动性疼痛，同时小腹疼痛难忍，随即大便泻下颇多，小便赤如血汗，而后诸痛迅速减轻，顿觉周身轻松，头目清晰。此后转用血府逐瘀汤加决明子、茺蔚子，又服 6 剂后，视力恢复如常人。经眼科检查，黄斑区棕黑色病变基本消失。

（4）相关知识　本案辨证抓住了两点：一是少腹疼痛，经期加剧，此瘀血之特征。二是精神紧张，惊怖不安，此情志之异常。故辨为下焦蓄血。血蓄于下，新血不生，肝血不能养目，故致视力下降。用抵当汤使瘀去新生，目得血养，而视力恢复。

2. 发狂案

冉口焦姓人，七月间患壮热舌赤，少腹闷满，小便自利，目赤发狂已三十余日。初用解散，继则攻下，但得微汗，而病终不解。诊之脉至沉微，重按疾急。（张意田医案：《续名医类案》）

（1）诊断　抵当汤证。

（2）分析与辨证　患者壮热舌赤为里有热；少腹闷满为病在下焦；发狂、小便自利为蓄血证的典型表现。发狂已三十余日，提示邪结已深。诊之脉至沉微，提示病在里且气血郁阻而沉滞不起，重按疾急，提示热与血结蓄于下焦已深，故辨证为瘀热内结，为蓄血重证。

（3）立法处方

治法：破血下瘀。

处方：抵当汤。

虻虫 3 克，水蛭 3 克，大黄 15 克，桃仁 50 粒。

（4）相关知识　太阳蓄水证与太阳蓄血证，其病证均为太阳表邪循经入里，出现少腹硬满，前者病在气分，膀胱气化不利，水湿内停；后者病在血分，血热互结，上扰心神。所以小便利与不利，有无精神症状，既是太阳蓄水证与太阳蓄血证的鉴别要点，也是太阳蓄血证的辨证要点。

3. 闭经案

余尝治一周姓少女，住小南门，年约十八九，经事三月未行，面色萎黄，少腹微胀，证似干血痨初起。因嘱其吞服大黄䗪虫丸，每服 9 克，日三次，尽月可愈。自是之后，遂不复来，意其瘥矣。越三月，忽一中年妇女挟一女子来请医。顾视此女，面颊之下几不成人，背驼腹胀，两手自按，呻吟不绝。余怪而问之，病已至此，何不早治？妇泣而告曰：此吾女也，三月前曾就诊于先生，先生令服丸药，今胀加，四肢日瘦，背骨突出，经仍不行，故再求诊！余闻而骇然，深悔前药之误。然病已奄奄，尤不能不一尽心力，察其情状，皮骨仅存，少腹胀硬，重按痛亦甚。此瘀积内结，不攻其瘀，病焉能除？又虑其元气已伤，恐不任攻，思先补之，然补能恋邪，尤为不可。［沈炎南医案：广东中医，1963，（4）：40］

（1）诊断　抵当汤证。

（2）分析与辨证　患者年少，经事三月未行，面色萎黄，少腹微胀，证似干血痨初起，用攻补兼施之法治之，其证益重，此实为瘀血内阻，新血不生，看似虚象，实为大实所为，所谓"大实有羸状"也。瘀血内阻，故见少腹胀硬，重按痛亦甚；新血不生，故见气息奄奄，皮骨仅存。不攻下其瘀血，则新血难以再生。遂以破血逐瘀为法，用抵当汤。

（3）立法处方

治法：破血逐瘀。

处方：抵当汤。

虻虫 3 克，水蛭 3 克，大黄 15 克，桃仁 50 粒。

次日母女复偕来，知女下黑瘀甚多，胀减痛平，唯脉虚甚，不宜再下，乃以生地、黄芪、当归、潞党、川芎、白芍、陈皮、茺蔚子，活血行气，导其瘀积。一剂之后，遂不复来，六年后，值于途，已生子，年四五岁矣。

（4）相关知识　本案初病闭经，少腹微胀，只须活血化瘀，或可痊愈。但医者率尔操觚，一见闭经，面色萎黄，即诊为虚劳夹瘀之干血劳，径投大黄䗪虫丸缓中补虚，致令血结日重，病势日增，少腹胀硬，皮肉仅存，濒于死亡。幸此时医者迷途知返，镇定用药，予抵当汤破血逐瘀，一剂瘀下胀减痛平，并改进补正化瘀而痊。

4. 癥积案

常熟鹿苑钱钦伯之妻，经停九月，腹中有块攻痛，自知非孕。医予三棱、莪术多剂未应，当延陈保厚先生诊。先生曰：三棱、莪术仅能治血结之初起者，及其已结，则力不胜矣。吾有药能治之，顾药有反响，受者幸勿骂我也。主人诺。（曹颖甫医案：《经方实验录》，1963.84）

（1）诊断　抵当丸证。

（2）分析与辨证　腹中有块，经闭九个月，而排除怀孕，乃瘀血内阻所致。既然瘀血内阻，缘何用三棱、莪术之品不效？盖三棱、莪术破瘀力小之故，可知其瘀血阻滞较重，但病势较缓，宜用抵当丸缓攻之。

（3）立法处方

治法：破血逐瘀，缓下瘀血。

处方：当予抵当丸三钱，开水送下。

入夜，病者在床上反复爬行，腹痛不堪，果大骂医者不已。天将旦，随大便下污物甚多，其色黄白红夹杂不一，痛乃大除。次日复诊，陈先生诘曰："昨夜骂我否？"主人不能隐，具以情告，乃予加味四物汤调理而瘥。

（4）相关知识　抵当丸虽然方名为丸，然而其服法则为煮丸，仍不离乎汤意。丸者缓也，汤者荡也，则煮丸盖取其欲缓不缓、不荡而荡之意。

（二）方源与拓展应用

1. 方源

太阳病六七日，表证仍在，脉微而沉，反不结胸，其人发狂者，以热在下焦，少腹当硬满，小便自利者，下血乃愈。所以然者，以太阳随经，瘀热在里故也。抵当汤主之。（124）

太阳病，身黄，脉沉结，少腹硬，小便不利者，为无血也。小便自利，其人如狂者，血证谛也，抵当汤主之。（125）

阳明证，其人喜忘者，必有蓄血。所以然者，本有久瘀血，故令喜忘。屎虽硬，大便反易，其色必黑者，宜抵当汤下之。（237）

病人无表里证，发热七八日，虽脉浮数者，可下之。假令已下，脉数不解，合热则消谷喜饥，至六七日不大便者，有瘀血，宜抵当汤。（257）

伤寒有热，少腹满，应小便不利，今反利者，为有血也。当下之，不可余药，宜抵当丸。（126）

抵当汤方：

水蛭（熬）、虻虫各三十个（去翅足，熬）　桃仁二十个（去皮尖）　大黄三两（酒洗）

上四味，以水五升，煮取三升，去滓，温服一升。不下更服。

抵当丸方：

水蛭二十个（熬）　虻虫二十个（去翅足，熬）　桃仁二十五个（去皮尖）　大黄三两

上四味，捣分四丸，以水一升，煮一丸，取七合服之。晬时当下血，若不下者更服。

2. 应用

抵当汤证与桃核承气汤证病因病机大致相同，都是治疗太阳表邪不解，邪气循经入里化热，与血结于下焦的蓄血证，但二者有轻重缓急之不同，桃核承气汤证是蓄血证的轻证，血热初结，热重瘀轻，临床以少腹急结、其人如狂为特点；抵当汤证是蓄血证的重急证，瘀血较重，病势急迫，临床以少腹硬满、其人发狂为特点。此外，抵当汤还治疗阳明蓄血证的其人喜忘，妇人经水不利，男子膀胱满急有瘀血者。故凡瘀血重证，如癥瘕积聚，痛经、闭经，跌打损伤而见少腹硬满疼痛、喜忘或发狂者，均可使用本方。

抵当丸证为血热互结于下焦，病势较缓之证。因丸药性缓，其攻下瘀血之力和缓，药力绵长，消磨瘀滞而缓缓收功，故服药后"晬时当下血"。晬时，即一昼夜。若血不下者可再服。

第五节 结 胸 证

一、大陷胸汤、丸证

（一）实训医案

1. 大结胸案

李某，女，15岁，大连人。发热头痛，周身不适，五六日后，突然发现上腹部疼痛，每到下午则发热更甚，乃至医院诊视，诊断为急性腹膜炎，留其住院。其父因经济负担，乃转请中医治疗。切其脉紧而有力，舌苔黄厚，大便已七日未解，小便色红而少，不欲饮食，时发谵语，周身亢热，腹肌板硬拒按。（刘渡舟医案：《伤寒挈要》，2006.70）

（1）诊断 大陷胸汤证。

（2）分析与辨证 此证从不大便、谵语、潮热分析，应属阳明燥热成实的大承气汤证。然从腹部泛发性疼痛板硬拒按与舌苔虽黄但不燥分析，则又非大承气汤证。病起于发热头痛，周身不适，五六日后，脉紧、心下痛、按之石硬，大结胸三证俱备，故知此证乃外感失治，邪热内陷与水饮凝结而成为大陷胸汤证。

（3）立法处方

治法：泻热逐水。

处方：大陷胸汤。

大黄二钱，芒硝二钱，冬瓜子五钱，生薏米五钱，甘遂末三分（另包）。令先煮大黄，汤成去滓，纳入芒硝，火上一沸，再下甘遂末和匀，嘱分两次服。

初服约一时许，大便泻下，但不甚快，又将第二服分其半与之。服后不久，大便通畅，水与大便齐下，约半痰盂多，患女身热腹痛顿消，腹肌变软，胃纳亦开，乃令米粥自养。

（4）相关知识 大陷胸汤证因其水热互结，波及阳明，可以表现出阳明燥屎内结的特点，对此，张仲景在《伤寒论》第137条中特别进行了区别，"太阳病，重发汗而复下之，不大便五六日，舌上燥而渴，日晡所小有潮热，从心下至少腹硬满而痛不可近者，大陷胸汤主之"。大结胸证因邪热内陷，津伤内燥，实热内结，可导致阳明腑气不通，故五六日不大便，舌上燥而渴，且潮热见于日晡之时。然单纯的阳明腑实证，可见腹满痛或绕脐痛，然此条所论却是"从心下至少腹硬满而痛不可近"，与阳明腑实证不符，但确又与阳明腑实有关，可谓既非单纯性阳明腑实，又非单纯性结胸，而是两种病变的叠加与合并，即大结胸兼阳明腑实，而病以大结胸为主，故仍当用大陷胸汤治之。

2. 胸痛案

罗某，素有茶癖，每日把壶长饮，习以为常。身体硕胖，面目光亮，每以身健而自豪。冬季感受风寒后，自服青宁丸与救苦丹，病不效而胸中硬疼，呼吸不利，项背拘急，俯仰为难。经人介绍，乃请余诊。其脉弦而有力，舌苔白厚而腻。（刘渡舟医案：《新编伤寒论类方》，1984.81）

（1）诊断　大陷胸丸证。

（2）分析与辨证　患者冬季感受风寒后，证属太阳，当应发表，而自服青宁丸苦寒泻下，又用救苦丹再汗，汗下失序，使太阳表邪内陷化热；患者素有茶癖，身体硕胖，面目光亮，说明素来痰饮内盛。内陷化热之邪与素有的痰水相结，致胸中硬疼，呼吸不利而成结胸，故辨证为水热互结证。

（3）立法处方

治法：泻热逐水。

处方：大陷胸丸。

大黄6克，芒硝6克，葶苈子、杏仁各9克，水二碗、蜜半碗，煎成多半碗，后下甘遂末1克。

服1剂，大便泻下两次，而胸中顿爽。又服1剂，泻下4次。从此病告愈，而饮茶之嗜亦淡。

（4）相关知识　本案结胸证已备，唯部位偏高，应峻药缓攻，所以用大陷胸丸，改丸为汤，并用白蜜半碗，取白蜜甘缓之性，使药力留恋于上焦，不致有下之过急而伤正之弊。

大陷胸丸与大陷胸汤都属泻热逐水之剂，均治水热互结之结胸证，但大陷胸汤证以从心下至少腹硬满而痛不可近为主；大陷胸丸证则以胸中硬满而痛，项强如柔痉状为主。

（二）方源与拓展应用

1. 方源

太阳病，脉浮而动数，浮则为风，数则为热，动则为痛，数则为虚。头痛发热，微盗汗出，而反恶寒者，表未解也。医反下之，动数变迟，膈内拒痛，胃中空虚，客气动膈，短气躁烦，心中懊憹，阳气内陷，心下因硬，则为结胸，大陷胸汤主之。若不结胸，但头汗出，余处无汗，剂颈而还，小便不利，身必发黄。（134）

伤寒六七日，结胸热实，脉沉而紧，心下痛，按之石硬者，大陷胸汤主之。（135）

伤寒十余日，热结在里，复往来寒热者，与大柴胡汤；但结胸，无大热者，此为水结在胸胁也，但头微汗出者，大陷胸汤主之。（136）

太阳病，重发汗而复下之，不大便五六日，舌上燥而渴，日晡所小有潮热，从心下至少腹硬满而痛，不可近者，大陷胸汤主之。(137)

结胸者，项亦强，如柔痉状，下之则和，宜大陷胸丸。(131)

大陷胸汤方：

大黄六两（去皮）　芒硝一升　甘遂一钱匕

上三味，以水六升，先煮大黄，取二升，去滓，内芒硝，煮一两沸，内甘遂末，温服一升，得快利，止后服。

大陷胸丸方：

大黄半斤　葶苈子半升（熬）　芒硝半升　杏仁半升（去皮尖，熬黑）

上四味，捣筛二味，内杏仁、芒硝，合研如脂，和散，取如弹丸一枚，别捣甘遂末一钱匕，白蜜二合，水二升，煮取一升，温顿服之，一宿乃下，如不下，更服，取下为效，禁如药法。

2. 应用

大陷胸汤为泻热逐水之峻剂。因其泻下之力峻猛，稍过则易伤正，故方后注云"得快利，止后服"。此外，本方的煎煮必须注意各药的先后顺序：先煮大黄，去滓后，纳芒硝，最后入甘遂末。因为甘遂泻下之有效成分难溶于水，只有以末冲服，在胃肠吸收，才能充分发挥药效。现代多用此方治疗急性肠梗阻、急性胰腺炎、急性胆囊炎、化脓性阑尾炎、粘连性肠梗阻、结核性腹膜炎等类型疾病。以从心下至少腹硬满疼痛不可近，伴短气烦躁，心中懊恼，不大便，日晡潮热，舌红苔黄腻，脉沉紧或沉实有力等症为辨证要点。

大陷胸丸其药物组成是在大陷胸汤的基础上，加入葶苈子、杏仁、白蜜。方中用大黄、芒硝、甘遂，与大陷胸汤同；针对邪结偏上，胸肺之气不利，则取葶苈子、杏仁泻肺行水，通利肺气；本方药物作用虽猛，但取白蜜之甘缓，又小制其剂，使其攻逐之力缓缓而行，既可针对在上的病邪，又不至于过猛伤正，是峻药缓用，以攻为和，服药后并不速下，故方后云："一宿乃下"；若未达泻下效果，可再服一剂，直至见效。本方还适合于水热互结而其人身体虚弱者。

二、小陷胸汤证

（一）实训医案

1. 胸痹案

某男，72岁，退休干部。发作性胸闷、胸痛、心悸3个月。3个月前因劳累而出现胸闷、胸痛、心悸，自服冠心苏合丸略缓，后上述症状多次反复，今日来诊。心电图示心肌缺血，频发室早二联律，诊为心绞痛。症见心前区疼痛，胸中烦闷，心悸气短，痰多黏稠，口干，腹胀纳少，大便不爽，舌红边尖紫暗，苔黄腻，脉细滑结代。[张馥南医案，新中医，2000，(3)：50]

（1）诊断　小陷胸汤证。

（2）分析与辨证　患者大便不爽，舌红，苔黄腻，脉滑为痰热互结之象；痹阻胸中气机而血行不畅，故胸闷、胸痛、心悸、气短，甚则心前区疼痛，脉结代，舌边尖紫暗。故该病属胸痹，证为痰热互结，气机痹阻，血脉不畅。

（3）立法处方

治法：清热化痰，宽胸散结。

处方：小陷胸汤加味。

黄连 3 克，瓜蒌 10 克，半夏 10 克，丹参 15 克，降香 6 克。每天 1 剂。

服 15 剂后，胸痛缓，后以益气养阴善后，调治月余出院。

（4）相关知识　胸痹一证，痰浊、瘀血为患甚多。以本案之舌脉之象，乃痰热内阻所致。痰热交阻，壅滞心胸，使血脉瘀滞，胸阳不展，发为胸痹。治当从化痰、清热、化瘀三方面着手，方不致误。可知，小陷胸汤不唯为胃病而设，只要符合病机，可广泛用于多种疾病。

2. 胃痛案

孙某，女，58 岁。胃脘作痛，按之则痛甚，其疼痛之处向外鼓起一包，大如鸡卵，濡软不硬。患者恐为癌变，急到医院作 X 光钡餐透视，因需排队等候，心急如火，乃请中医治疗。切其脉弦滑有力，舌苔白中带滑。问其饮食、二便，皆为正常。（刘渡舟医案：《刘渡舟临证验案精选》，1996.95）

（1）诊断　小陷胸汤证。

（2）分析与辨证　患者胃脘作痛，按之则痛甚，病在心下胃脘，当属小结胸病；疼痛之处向外鼓起一包，大如鸡卵，濡软不硬，为痰热相结；脉弦滑有力，滑主痰有热，弦有力主邪实，故辨为痰热互结于心下。

（3）立法处方

治法：清热化痰，宽胸散结。

处方：小陷胸汤。

糖瓜蒌 30 克，黄连 9 克，半夏 10 克。

共服 3 剂，大便解下许多黄色黏液，胃脘之痛立止，鼓起之包遂消，病愈。

（4）相关知识　大陷胸汤与小陷胸汤均治热实结胸，不同的是大陷胸汤证为水热互结于胸腹，证重而势急；小陷胸汤证为痰热互结心下，证轻而势缓。从药物组成上看，二方泻热，大陷胸汤用大黄且量大，小陷胸汤取黄连且量小，二方同可泻热但强弱有不同；针对痰水之邪，大陷胸汤用甘遂以逐水，小陷胸汤用半夏以涤痰，逐邪之力有轻重之分；针对邪结，大陷胸汤用芒硝可破结，小陷胸汤用瓜蒌实以开结，二者又有缓急之分。大陷胸汤属于峻逐攻下之剂，小陷胸汤当属化痰涤痰之方。

（二）方源与拓展应用

1. 方源

小结胸病，正在心下，按之则痛，脉浮滑者，小陷胸汤主之。（138）

小陷胸汤方：

黄连一两　半夏半升（洗）　栝蒌实大者一枚

上三味，以水六升，先煮栝蒌，取三升，去滓，内诸药，煮取二升，去滓，分温三服。

2. 应用

本方重用瓜蒌，宜先煎。瓜蒌实甘寒滑润，且润肠通便，故本方可使痰热下趋，因此，《伤寒总病论》有服小陷胸汤"微解下黄涎即愈"的说法。临床上本方可用于治疗急慢性胃炎、胃溃疡或十二指肠溃疡、急慢性呼吸系统炎症、心脏病等，但凡属痰热互结于中上焦者都可使用。

第六节　痞　证

一、大黄黄连泻心汤证

（一）实训医案

1. 心下痞案

王某，女，42 岁，1994 年 3 月 28 日初诊。心下痞满，按之不痛，不欲饮食，小便短赤，大便偏干，心烦，口干，头晕耳鸣。西医诊为"植物神经功能紊乱"。其舌质红，苔白滑，脉来沉弦小数。（刘渡舟医案：《刘渡舟临证验案精选》，1996.96）

（1）诊断　大黄黄连泻心汤证。

（2）分析与辨证　病人自觉心下痞满，按之不痛，乃气机痞塞所致。其小便短赤，大便干，舌红等均为一派火热之象，故证属无形邪热阻滞于心下的热痞。

（3）立法处方

治法：泻热消痞。

处方：大黄黄连泻心汤。

大黄 3 克，黄连 10 克，沸水浸泡片刻，去滓而饮。

服 3 剂后，则心下痞满诸症爽然而愈。

（4）相关知识　本方原方只有大黄、黄连两味药，《千金翼方》注：此方必有黄芩，后世医家也认为黄芩、黄连合用，消痞热之效更为显著。

本方煎法特殊，不取煎煮而以麻沸汤浸泡少顷，去滓温服，以取其气之轻扬，薄其味之重浊，使之利于清心下热结而消痞，而不在于泻下燥结以荡实。

2. 眩晕案

王某，男，41 岁。患高血压病多年，久服复方降压片、降压灵等药，血压一直未能控制，近日因生气而血压上升至 190/130mmHg。自述：头目晕眩，如坐舟车，而且心烦急躁特甚，有时彻夜不眠，且口渴欲凉饮，舌红苔黄糙老，脉弦滑数而有力。病情加重后曾多方服药未效。索取前方观之，尽为平肝、息风、潜阳之剂。［刘渡舟医案：北京中医学院学报，1987，（3）：34］

（1）诊断　大黄黄连泻心汤证。

（2）分析与辨证　高血压眩晕，责之于肝阳亢者多，然本案患者久服复方降压片、降压灵等平肝潜阳之药而不效，则其因有别。患者头目晕眩，如坐舟车，而且心烦急躁特甚，有时彻夜不眠，为心胃火盛。热盛伤津，故口渴欲饮。舌红苔黄糙老，脉弦滑数而有力，亦为心火煽动、肝风内动之象。

（3）立法与处方

治法：清心火，平肝风。

处方：大黄黄连泻心汤。

大黄9克，黄连9克，黄芩9克。水煎煮令服3剂。

服后大便溏泻，但心烦减轻，且能入睡。继服2剂，诸症皆轻，血压降至150/110mmHg。

（4）相关知识　高血压眩晕，多属阳亢风动之候，今人常以平肝潜阳息风法治之，虽能奏效一时，但终不能使其痊愈。盖心主血属火，肝藏血属木，心火盛则肝火旺，肝火旺则阳亢而风动。治疗与其平肝息风，莫如清泻血中之火热，火热得清，则阳平风灭。故对阳亢风动之眩晕证，但见阳盛化热之症状，即用本方，每取卓效。

（二）方源与拓展应用

1. 方源

心下痞，按之濡，其脉关上浮者，大黄黄连泻心汤主之。（154）

伤寒大下后，复发汗，心下痞，恶寒者，表未解也。不可攻痞，当先解表，表解乃可攻痞。解表宜桂枝汤，攻痞宜大黄黄连泻心汤。（164）

大黄黄连泻心汤方：

大黄二两　黄连一两

上二味，以麻沸汤二升，渍之须臾，绞去滓，分温再服。

2. 应用

本证为热痞证，由无形邪热结于心下（胃脘部），气窒不通而成。盖心下居中焦，乃阴阳气机升降之要道，邪气阻滞，则气机痞塞，故临床以心下痞满为特征，因无实物结聚，故按之不硬不痛。用大黄黄连泻心汤以泄热消痞。本方临床运用广泛，不仅治疗热痞，而且可治疗火邪所致诸般血证，以及上焦有热的目赤肿痛、头痛、牙痛、口舌生疮、胸膈烦躁之症。现代临床常用于治疗各种血证、原发性高血压、神经性头痛、急慢性结肠炎、急慢性胃炎等，凡具备热实火盛特征者，皆可应用。临床上若火热盛而大便干燥者也可煮汤剂服用。

二、附子泻心汤证

（一）实训医案

1. 上热下寒案

韩某，男，28岁。患背热如焚，上身多汗，齿衄，烦躁不安。但自小腹以下发凉，如浴水中，阴缩囊抽，大便溏薄，尿急尿频，每周梦遗二到三次。在当地易数医疗无效，专程来京请余诊治。视其舌质偏红，舌苔根部白腻，切其脉滑而缓。（刘渡舟医案：《刘渡舟临证验案精选》，1996.6）

（1）诊断　附子泻心汤证。

（2）分析与辨证　本案患者虽未见心下痞，但其临床表现为典型的上热下寒证。患者背热如焚，多汗，此为上热；自小腹以下发凉，如浴水中，阴缩囊抽，大便溏薄，尿急尿频，每周梦遗二到三次，为肾阳虚之下寒。病变的关键在上焦之热盛，是上焦阳热不能下行温暖下焦所致。亦属于附子泻心汤证。

（3）立法处方

治法：清上温下。

处方：附子泻心汤。

黄芩6克，黄连6克，大黄3克（沸水浸泡10分钟去渣），炮附子12克（文火煎40分钟，然后兑"三黄"药汤，加温后合服）。

服3剂，大便即已成形，背热减轻，汗出止，小腹转暖，阴囊上抽消失。又续服3剂而病愈。

（4）相关知识　人体的水火阴阳藉赖脏腑气机运动的升降出入，周济于表里上下，维持着一个相对的平衡。一般而言，火在上而下行以温水寒，水在下而上升以济火热；阳卫外以守阴，阴守内以助阳。据本案脉证，显为上热下寒，水火不能上下交济所致。病变的焦点则在于上焦热盛，盛则亢，亢则不下行，则下寒无火以温，而呈现上热下寒之局面。徒用补肾固涩之法，则隔鞋搔痒，定难取效。治当清上热而温下寒，用附子泻心汤正与之相宜，服之则热得三黄而清，寒得附子而温，阴阳调和，水火既济，其寒热错综复杂之证自愈。

2. 呕血便血案

罗某，男，31岁，1991年4月24日下午4时初诊。患者既往有慢性胃炎及十二指肠溃疡病史，入院前一天因进食不当，突感胃脘嘈杂，脘痞不适，心悸、恶心、呕吐，始为胃内容物，继则呕血，共呕吐7次（为咖啡色液及鲜红血），共约1000毫升，大便下血，色紫黑如柏油样，此刻患者眩晕欲仆，面色苍白。拟诊为上消化道出血急诊入院。检验：血红蛋白40g/L，大便隐血（+++），测血压7/4kPa，立即给止血芳酸、脑垂体后叶素、安络血、升压药等治疗，并输血400毫升，于晚11时血压稳定于12/7kPa。翌日，自感胸脘痞闷，干呕不止，又呕吐3次约200毫升，为咖啡色液体，并排柏油样稀便2次，症见消瘦神疲，胸闷，面色浮红，汗出，形寒肢冷，口干口苦，口唇干裂，舌质红绛、苔黄腻而糙，脉细数。[姜琴医案：陕西中医，1992，（9）：411]

（1）诊断　附子泻心汤证。

（2）分析与辨证　阳明积热，虚火上炎，络血外溢，又呕血后，虚阳外越，气虚不摄，形成上热自热，下寒自寒现象。吐血、便血、面色浮红、口干唇裂、舌质红绛、苔黄而糙、脉象细数，一派火热之象；神疲、汗出、肢冷、形寒，一派虚寒之征。为上热下寒之证，当寒热并治，清上热与温下寒同施。

（3）立法与处方

治法：清泄阳明，温阳固脱。

处方：附子泻心汤。

附子、大黄、黄芩各10克，黄连6克。

连服3剂，药后呕血即止，精神好转，胸闷消失，大便一次转黄，食欲增进。药合病机，拟上方去大黄，加党参、炒白芍、麦冬、白蔻各10克，山药30克，以益气养阴，温中健脾。连服12剂，元气渐振，食欲正常，大便隐血试验转阴，血红蛋白升至110g/L，血压13/9kPa，诸症消失，共住院20天，痊愈出院。

（4）相关知识　《金匮要略·惊悸吐衄下血胸满瘀血病脉证治》有治"心气不足，吐血衄血"之"泻心汤"，其药物组成是大黄、黄连、黄芩，后世称为"三黄泻心汤"者。所谓"泻心"，即泻火之意。而"心气不足"者，为心之阴气不足，阴不足阳独盛，阳盛生火，迫血妄行，而致吐血衄血。而本案呕血便血除心胃火盛外，尚有下寒之象，与附子泻心汤证吻合。故学习本方证当与《金匮要略》泻心汤证互参，方能从整体把握经方运用之真谛。

（二）方源与拓展应用

1. 方源

心下痞，而复恶寒汗出者，附子泻心汤主之。（155）

附子泻心汤方：

大黄二两　黄连一两　黄芩一两　附子一两（炮，去皮，破，别煮取汁）

上四味，切三味，以麻沸汤二升渍之须臾，绞去滓，内附子汁，分温再服。

2. 应用

应用时应注意本方特定的煎服法，三黄用麻沸汤浸渍，取其轻薄之气味；附子另煎取汁，以重扶阳。临床凡是里热盛而见阳虚者，如里热兼表阳虚、虚寒之体新患里热、老年阳虚之人感受热邪，皆可考虑本方。

三、半夏泻心汤证

（一）实训医案

1. 小儿积滞案

患儿，男，5岁。1986年11月初诊。其母代诉：自幼体质虚弱，消瘦倦怠，易患外感，厌食尤甚，时时欲呕，腹胀不适，夜间更甚，大便日行1~2次，稀便且有不消化食物。经某医院化验检查，确诊为缺锌，故要求服中药。查体：发育尚可，营养不良，面色萎黄，头发焦枯，脉细数，舌尖红，苔厚、淡黄。证属脾胃虚弱，小儿食积致痞。（聂惠民医案：《聂氏伤寒学》，2005.230）

（1）诊断　半夏泻心汤证。

（2）分析与辨证　患儿临床症状以厌食为主，而厌食是导致其缺锌的根本原因。

厌食多是由于喂养不当，饮食失节而致脾胃运化失司所引起。患儿消瘦倦怠、厌食、腹胀不适、夜间更甚、大便日行 1~2 次、稀便且有不消化食物，为脾寒之象；时时欲呕、舌尖红、苔厚淡黄又为胃热之征；故证属寒热错杂痞。

（3）立法处方

治法：和中降逆消痞。

处方：半夏泻心汤。

清半夏 8 克，淡干姜 3 克，黄芩 3 克，黄连 2 克，党参 8 克，炙甘草 2 克，大枣 3 枚，焦三仙各 6 克，炒薏苡仁 6 克，茯苓 6 克。3 剂，水煎去滓，日分 3 次服用。

药后诸症皆有减轻，大便成形，守方共进 8 剂，诸症皆除，后调理脾胃而收功。

（4）相关知识　小儿消化不良之泄泻、厌食者，治法众多，解表和中有之，清热利湿有之，消食导滞有之，健脾益气有之，抑肝扶脾有之。而本案胃热肠寒，寒热错杂，则又当寒热并调而治之。其间奥义，难以尽言，贵在辨证而施治。本案辨证眼目：厌食、大便泄泻，而又舌红、苔黄厚。

2. 腹胀案

徐某，男，42 岁，1958 年 8 月起食欲不振，疲乏无力，大便日 2~4 次、呈稀糊状，腹胀多矢气，曾在长春某医院诊断为"慢性肝炎"，治疗 10 个月出院。此后因病情反复发作，5 年中先后 4 次住院，每次均有明显之肠胃症状。1964 年元月住入本院，8 月 7 日会诊。经治医师报告：病人肝功能正常，谷丙转氨酶略高，在 150~180 单位之间。唯消化道症状明显，8 个月来多次应用乳酶生、胃舒平、酵母片、黄连素……治疗，终未收效。现仍食欲不振，口微苦，食已胃脘满闷腹胀，干噫食臭，午后脘部胀甚，矢气不畅，甚则烦闷懒言，不欲室外活动，睡眠不佳，每夜 2~4 小时，肝区时痛。望其体形矮胖，舌苔白润微黄，脉沉而有力，右关略虚。（岳美中医案：《岳美中医案集》，1978.46）

（1）诊断　半夏泻心汤证。

（2）分析与辨证　病程既久，反复发作，脾胃虚弱于前；便溏腹胀，神疲懒言，口干微苦，舌苔微黄，寒热错杂于后。终至气机痞塞，升降失常，而见心下痞满，干噫食臭，矢气不畅。当用半夏泻心汤补益脾胃，辛开苦降，调理寒热，毕数功于一役也。

（3）立法处方

治法：和胃降逆，化痰消痞。

处方：半夏泻心汤。

党参 9 克，清半夏 9 克，干姜 4.5 克，炙甘草 4.5 克，黄芩 9 克，黄连 3 克，大枣 4 枚（擘）。以水 500 毫升煎至 300 毫升，去渣再煎取 200 毫升，早晚分服，每日 1 剂。

药后诸症逐渐减轻，服至 40 余剂时，患者自作总结云，治疗月余在 5 个方面有明显改善：食欲增进，食已脘中胀闷未作，腹胀有时只轻微发作，此其一；精力较前充沛，喜欢散步及室外活动，时间略长也不感疲劳，此其二；大便基本上一日一次，大便时排出多量气体，消化较好，此其三；肝区疼痛基本消失，有时微作，少时即逝，此其四；睡眠增加，中午亦可睡半小时许，此其五。多年之病，功效明显，后因晚间入睡不快，转服养心安神之剂。

（4）相关知识　本案虽为肝病，然其临床表现则为寒热错杂之心下痞证。临床上许多肝病的确表现为胃热脾寒者，用半夏泻心汤类方治疗，都有很好疗效。体现了中医辨证论治的精神。

（二）方源与拓展应用

1. 方源

伤寒五六日，呕而发热者，柴胡汤证具，而以他药下之，柴胡证仍在者，复与柴胡汤。此虽已下之，不为逆，必蒸蒸而振，却发热汗出而解。若心下满而硬痛者，此为结胸也，大陷胸汤主之；但满而不痛者，此为痞，柴胡不中与之，宜半夏泻心汤。（149）

半夏泻心汤方：

半夏半升（洗）　黄芩、干姜、人参、甘草（炙）各三两　黄连一两　大枣十二枚（擘）

上七味，以水一斗，煮取六升，去滓，再煎取三升，温服一升，日三服。

2. 应用

半夏泻心汤证后世称为痰气痞证，以脾胃虚弱，气机升降失常为发病基础。胃气不降则生热，脾气不升而生寒，再进一步则寒热之气错杂于中焦，故此心下痞又属"寒热错杂痞"类。痰气痞特点：中见心下痞满不舒，上见呕吐或吐涎，下见大便泻利。舌苔白腻，脉多见滑。本方由小柴胡汤去柴胡、生姜，加黄连、干姜而成。以半夏为主药，化痰和胃止呕；以芩、连苦寒清热，干姜辛热散寒；以参、草、枣补益脾胃。辛开苦降，寒温一炉，为脾胃不和、寒热错杂之第一方。后世师其法，凡脾胃虚弱，寒热错杂，升降失调，清浊混淆而致肠胃不和、脘腹胀痛、呕吐泄泻者，多用本方加减治疗。本方要求"煮后去滓再煎"，也就是煮后去掉药渣，把药液再加浓缩，这样意在使寒温并行，攻补同施，更好地起到和解的作用。现代临床将半夏泻心汤应用于急性胃炎、幽门螺杆菌相关性胃炎、胃窦炎、胆汁反流行胃炎、肠易激综合征、小儿暑邪、小儿消化不良、慢性胆囊炎等辨证属于中焦寒热错杂、升降失职者。

四、生姜泻心汤证

（一）实训医案

1. 水气痞案

潘某，女，49岁。主诉心下痞塞，噫气频作，呕吐酸苦，小便少而大便稀溏，每日三四次，肠鸣辘辘，饮食少思。望其人体质肥胖，面部浮肿，色青黄而不泽。视其心下隆起一包，按之不痛，抬手即起。舌苔带水，脉滑无力。（刘渡舟医案：《刘渡舟临证验案精选》，1996.97）

（1）诊断 生姜泻心汤证。

（2）分析与辨证 患者心下痞塞，辨为"痞证"。嗳气频作，为脾胃之气不和，以致升降失序；肠鸣辘辘，舌苔带水，脉滑，均为水饮之象；"心下隆起一包，按之不痛，抬手即起"，气聚不散则心下隆起，然按之柔软无物，但气痞耳。故辨证为水饮痞证。

（3）立法处方

治法：消食和胃，散水消痞。

处方：生姜泻心汤加茯苓。

连服 8 剂，则痞消大便成形而愈。

（4）相关知识 临床上，凡见有心下痞塞、嗳气、肠鸣便溏、胁下疼痛，或见面部、下肢浮肿，小便不利为甚，宜在本方中加茯苓利水为要。

2. 食滞痞案

张某，女，19岁。起病月余，心下痞满不舒，昼轻夜重，子夜时尤甚，至黎明下利后始安。痞满发作时嗳气口臭，口干，不欲饮食。面色萎黄，行走无力。苔薄黄而干，脉沉。（刁金山医案：浙江中医杂志，1988，2：75）

（1）诊断 生姜泻心汤证。

（2）分析与辨证 患者心下痞满不舒，痞满发作时嗳气口臭，黎明下利，痞利嗳气肠鸣俱见，为典型的寒热错杂痞证。其不欲饮食，面色萎黄，行走无力，可知中焦脾胃气虚；嗳气口臭、口干、苔薄黄而干为胃热之象；黎明下利、脉沉为脾虚寒之征；故病机为中焦脾胃气虚，水饮食滞停于心下，寒热互结，升降失调，气机壅滞。

（3）立法处方

治法：和胃消痞，宣散水气。

处方：生姜泻心汤。

生姜 15 克，炙甘草 10 克，党参 10 克，黄芩 10 克，半夏 10 克，黄连 10 克，干姜 4 克，大枣 10 枚。

3 剂后，痞满减轻，已能进食，腹中雷鸣、下利消除，继服 4 剂告愈。

（4）相关知识 本证与半夏泻心汤证相比，同中有异。所同者，二证均为中焦寒热错杂，脾胃升降失常，气机痞塞不通，均见痞满、呕逆、下利等症状。所异者，本证兼有水饮食滞，在临床表现上，本证心下痞满而硬，此外还有肠鸣辘辘、胁下有水气声、干噫食臭等症。

（二）方源与拓展应用

1. 方源

伤寒汗出，解之后，胃中不和，心下痞硬，干噫食臭，胁下有水气，腹中雷鸣，下利者，生姜泻心汤主之。（157）

生姜泻心汤方：

生姜四两（切） 甘草三两（炙） 人参三两 干姜一两 黄芩三两 半夏半升

（洗）　黄连一两　大枣十二枚（擘）

上八味，以水一斗，煮取六升，去滓，再煎取三升，温服一升，日三服。

2. 应用

生姜泻心汤证为胃虚食滞，兼有水气内停。以心下痞、干噫食臭、腹中雷鸣下利、舌苔水滑、脉沉弦为临床特征。故重用生姜以为主药，取其和胃降逆，宣散水气而消痞满。本方应用范围同半夏泻心汤，但以其证兼有水饮食滞为辨证指征。临床常用于慢性消化不良、呕吐泄泻、胃肠功能失调等见有本方主症者。本方运用时，可酌加茯苓以利水。

五、甘草泻心汤证

（一）实训医案

1. 腹泻案

刘某，男，36 岁。1976 年 10 月 23 日初诊。四年前因伤食引起腹泻，经治获愈。但遇进食稍多或略进油腻即复发，发时脘腹胀闷，肠鸣辘辘，大便稀溏，夹有不消化食物或黏液，日 2~3 次，并有心悸、失眠、眩晕，脉象沉细，舌苔白而微腻；腹平软，脐周轻度压痛。[张常春医案：浙江中医药，1979，(8)：297]

（1）诊断　甘草泻心汤证。

（2）分析与辨证　患者主症以腹泻为主，其大便稀溏，夹有不消化食物或黏液，日 2~3 次，为脾胃虚弱不能腐熟水谷转输失常所致；心悸、失眠、眩晕乃气血生化不足以充养所致。证属寒热错杂，中焦痞塞，脾胃虚甚。

（3）立法处方

治法：补中和胃消痞。

处方：甘草泻心汤加味。

炙甘草 12 克，党参 12 克，黄连 3 克，黄芩 9 克，姜半夏 9 克，干姜 9 克，红枣 6 枚，加白术、川朴、茯苓、秫米、焦三仙。

服 3 剂即大便成形，纳增，睡眠转佳，尚有肠鸣、心悸。原方去川朴加桂枝，续服 6 剂，大便正常。以参苓白术丸、归脾丸善后。

（4）相关知识　甘草泻心汤证的下利应与少阴病之下利相鉴别。甘草泻心汤证之下利谷不化，是因脾寒气陷，下利次数太多，水谷在胃肠道腐熟转输时间太短而来不及消化。少阴病之下利清谷，完谷不化，是因肾阳虚衰，火不暖土，腐熟无权，每日的下利次数并不多，两者的病机不同，故治法亦当有别，应当注意鉴别。

2. 痢疾案

腾某，男，7 岁。夏秋间患赤白痢。一医用逆流挽舟法，热虽减而下利红白冻积依然。五日来，日夜下利达一二十次之多，腹痛，下利红多白少。一医见其不欲食，疑为停食，复下之，利不减反增，呕吐频仍，不能饮食，举家惊惶，始来商治于余。察之两脉濡弱而右关独弱，舌苔白而质红。（张德超医案：《经方应用》，1981.186－187）

（1）诊断　甘草泻心汤证。

（2）分析与辨证　患者赤白痢，一医误用逆流挽舟法，一医再次误用下法，汗下之后，中气极虚，故下利不止，呕不能食，两脉濡弱而右关独弱。其利红多白少，舌苔白而质红，正为寒热错杂之象。故其病机为胃气虚重，客气上逆，证属虚利痞。

（3）立法处方

治法：补中和胃，清化湿热。

处方：甘草泻心汤，以生姜易干姜。

甘草6克，黄芩6克，黄连3克，制半夏9克，党参9克，生姜6克，红枣3枚。连服2剂，呕吐下利均减轻。以原方加减，续服3剂而安。

（4）相关知识　本案下利不止，呕不能食与甘草泻心汤证"胃中虚，客气上逆"病机符合，故用之，然其呕不能食又比论中"干呕"重，故以生姜易干姜，加强止呕之功。

半夏泻心汤证、生姜泻心汤证、甘草泻心汤证的证候、病机、治法、方药组成大致相同，三者皆有脾胃不和，升降失司，寒热错杂，气机痞塞，而致心下痞、呕而肠鸣、下利之症。其治法均以寒温并用、辛开苦降、和胃消痞为主，均以黄芩、黄连，苦寒泄降，清中焦之热；干姜、半夏，辛温宣开，温中焦之寒；人参、甘草、大枣，甘温补中，益脾胃之气。所异者，半夏泻心汤证以心下痞、呕逆较著，故以半夏为君，和胃降逆；生姜泻心汤证因兼有水饮食滞，以干噫食臭为主，故于半夏泻心汤中加生姜四两为君，减干姜二两，意在宣散水气，和胃降逆；甘草泻心汤证，脾胃虚弱较甚，以下利较甚、谷物不化、干呕、心烦不安为主，故于半夏泻心汤中增炙甘草至四两为君，重在补中和胃。

（二）方源与拓展应用

1. 方源

伤寒中风，医反下之，其人下利日数十行，谷不化，腹中雷鸣，心下痞硬而满，干呕，心烦不得安。医见心下痞，谓病不尽，复下之，其痞益甚。此非结热，但以胃中虚，客气上逆，故使硬也，甘草泻心汤主之。（158）

甘草泻心汤方：

甘草四两（炙）　黄芩三两　干姜三两　半夏半升（洗）　大枣十二枚（擘）黄连一两　（人参三两）

上六味，以水一斗，煮取六升，去滓，再煎取三升，温服一升，日三服。

2. 应用

本方应用范围同半夏泻心汤，但若其证脾胃虚弱严重，则应使用本方。《金匮要略》将本方用于"狐惑病"，据此现代临床可用本方治疗白塞综合征、外阴白斑、反复发作性口疮、扁平苔藓等病属于寒热错杂者。

六、旋覆代赭汤证

(一) 实训医案

1. 呃逆案

陈某,男,30岁,1983年4月14日初诊。呃逆频频发作已三个多月,每于饭后即呃逆,声短而频,有时呕吐。苔薄白,脉弦。（刘景祺医案:《伤寒名医验案精选》,1998.244）

(1) 诊断　旋覆代赭汤证。

(2) 分析与辨证　患者脉弦,舌苔薄白,为土虚木乘之象;痰饮内生,阻于心下,胃气不和,其气上逆,故时有呕吐。胃气已虚,兼之土虚木乘,肝胃气逆,故呃气频作。故辨为脾虚肝逆、痰气上攻之证。

(3) 立法处方

治法:和胃降逆,化痰下气。

处方:旋覆代赭汤加味。

旋覆花9克,党参9克,代赭石10克,姜半夏15克,生姜15片,炙甘草3克,大枣4枚。

6剂,呃逆消除。

(4) 相关知识　经方的药量与配伍是临床取效的关键。本方生姜的用量一定要大于代赭石,因本证为痰气阻于中焦,非重用生姜不能开散。而代赭石能镇肝逆,使气下降,如大量使用,比如用至30克,则使药力直走下焦,反掣生姜、半夏之肘,而于中焦之痞、呃无功,临证运用尤当注意。

2. 梅核气案

刘某,男,28岁,1981年3月12日初诊。咽中不适,如有物梗阻,咽之不下,咯之不出,有时咳出少量灰色黏痰,舌苔薄白,脉缓。［黄阳生医案:黑龙江中医药,1985,(2):25］

(1) 诊断　旋覆代赭汤证。

(2) 分析与辨证　患者病慢性咽炎觉咽中有物梗阻,吐之不出,吞之不下,当为梅核气,多因情志不畅,肝气郁结,痰湿与气搏结所致。其痰来源于中焦脾胃,其气发生于肝胆气机,临床本证多伴有胃脘痞胀,嗳气恶心,故综合病机为肝胃气逆,痰气交阻,属于旋复代赭汤证运用范畴。

(3) 立法处方

治法:和胃降逆,化痰下气。

处方:旋覆代赭汤。

旋覆花100克（纱布包煎）,代赭石150克,半夏50克,沙参50克,生姜20片,大枣20枚,甘草50克,茯苓30克。头煎用水5斤。煎取3斤,再煎用水3斤,煎取2斤,两次煎汁合一,装入开水壶中,当茶,随时饮之,一日服完。

药仅两剂，其病若失。

（4）相关知识　旋覆代赭汤证与生姜泻心汤证均为伤寒误治，脾胃之气受损，而见心下痞硬、嗳气之症。但生姜泻心汤证不仅中气受损，且有水饮食滞，寒热错杂，故在心下痞硬的同时，伴见干噫食臭，腹中雷鸣下利，治用生姜泻心汤，寒温并用，辛开苦降，和胃散水，消痞止利。旋覆代赭汤证是脾胃受损，痰浊内生，兼之土虚木乘，肝胃气逆，故其主症为心下痞硬，噫气不除，无肠鸣下利，以旋覆代赭汤和胃化痰，镇肝降逆为治。

（二）方源与拓展应用

1. 方源

伤寒发汗，若吐，若下，解后，心下痞硬，噫气不除者，旋覆代赭汤主之。（161）

旋覆代赭汤方：

旋覆花三两　人参二两　生姜五两　代赭石一两　甘草三两（炙）　半夏半升（洗）　大枣十二枚（擘）

上七味，以水一斗，煮取六升，去滓，再煎取三升，温服一升，日三服。

2. 应用

本证为胃虚痰阻，虚气上逆。以"噫气不除"为临证特点。"噫气不除"，其义有二：一则噫气持续不断，频频发作；二则心下痞硬，不因噫气而减。本方既能补虚和胃化饮，又能降逆平肝。方中代赭石、旋覆花、生姜之剂量比例为 1∶3∶5，临床运用时不可妄加改动。本方被广泛用于治疗杂病之呃逆、呕眩、反胃之证。

第七节　上热下寒证

黄连汤证

（一）实训医案

1. 胃痛呕吐案

王某，男，45 岁。患者于晚间突然胃脘疼痛，呕吐不已，呕吐物初为食物，后为痰沫，次晨吐出绿色胆液，饮水即吐，按其痛处确在脐上部。脉象弦数，舌尖边赤、苔黄薄。（丁带川医案：《伤寒名医验案精选》，1998.249）

（1）诊断　黄连汤证。

（2）分析与辨证　患者胃脘疼，呕不已，与条文黄连汤证"腹中痛，欲呕吐"主症符合；夜间突然起病，多由感寒所致；脉弦数，舌尖赤、苔薄黄，上焦热象已著。证属上热下寒，阴阳升降失常。

（3）立法处方

治法：清上温下，交通阴阳。

处方：黄连汤。

黄连 3 克，淡干姜 2.4 克，法半夏 9 克，潞党参 9 克，川桂枝 3 克，甘草 2.4 克，大枣 3 枚。

嘱服 1 剂，徐徐饮之，以防将药呕出。

翌日复诊：药后呕吐已止，唯脘部尚有微痛。仍宗原方，以巩固疗效。5 个月后随访，并未复发。

（4）相关知识　本案病发在中焦脘腹，关于黄连汤证的病位，原文提出"胸中有热，胃中有邪气，腹中痛"。其中"胸中"、"胃中"、"腹中"乃指部位而言。"胸中"指胃脘以上，连及胸膈，视为病邪在上。"胃中"，指胃脘以下，包括脾和肠，视为病邪在下。在上有热，在下有寒，寒热阴阳不交，中焦失于斡旋，气机升降不行，寒凝气滞，而致腹中痛。"腹中"标定了疼痛的部位，既不在胸膈，又不在少腹，而居于胃脘之中，仍属心下。

2. 腹痛下利案

林某，男，52 岁，1994 年 4 月 18 日就诊。患腹痛下利数年，某医院诊为"慢性非特异性溃疡性结肠炎"。选用抗生素及中药治疗，收效不显。刻下：腹中冷痛，下利数行，带少许黏液。两胁疼痛，口渴，欲呕吐。舌边尖红，苔白腻，脉沉弦。（刘渡舟医案：《刘渡舟临证验案精选》，1996：104 – 105）

（1）诊断　黄连汤证。

（2）分析与辨证　患者腹中痛、欲呕吐，与黄连汤主症相符。其痛为冷痛，尚有口渴，其舌边尖红、苔白腻皆为寒热错杂之象，故辨为上热下寒证。其两胁疼痛，可知本案患者尚兼有少阳不和。

（3）立法处方

治法：清上温下，调和脾胃。

处方：黄连汤加味。

黄连 10 克，桂枝 10 克，半夏 15 克，干姜 10 克，党参 12 克，炙甘草 10 克，大枣 12 枚，柴胡 10 克。

服药 7 剂，腹痛、下利、呕吐明显减轻，但仍口苦、口渴、胁痛。又用柴胡桂枝干姜汤清胆热温脾寒，服 7 剂而病愈。

（4）相关知识　黄连汤与半夏泻心汤均含有半夏、干姜、黄连、人参、大枣、炙甘草六味药物，两方仅一味药物之差，黄连汤为半夏泻心汤去黄芩加桂枝而成，但两方主治病证有别。黄连汤主治寒热分居，上下相阻，腹中痛，欲呕吐之证，故重用黄连为主药，清在上之热，用桂枝取其宣通上下阴阳之气。半夏泻心汤主治寒热错杂，痞结心下，以痞满、呕逆、肠鸣等为主症，故姜夏芩连并用，重在解寒热互结之势。从药物组成分析，两方均属辛开苦降甘补，寒温并用之法，但黄连汤侧重于辛开，半夏泻心汤则偏于苦降。

（二）方源与拓展应用

1. 方源

伤寒，胸中有热，胃中有邪气，腹中痛，欲呕吐者，黄连汤主之。（173）

黄连汤方：

黄连三两　甘草三两（炙）　干姜三两　桂枝三两（去皮）　人参二两　半夏半升（洗）　大枣十二枚（擘）

上七味，以水一斗，煮取六升，去滓，温服，昼三、夜二。

2. 应用

本方即半夏泻心汤去黄芩，加桂枝，以宣通上下阴阳之气；并加重黄连用量清热于上。本方只煎一次，不必去滓再煎，是取其轻清的寒热之气，以分走上下，而不取其重浊的苦辛之味，以开泄痞满。服法为昼三夜二，采用小量频服，可免药后呕吐，利于提高疗效。诸凡寒热错杂之吐泻腹痛，均可用本方化裁。

第八节　太阳病类似证

十枣汤证

（一）实训医案

1. 悬饮案

徐某，女。因咳嗽少痰，左侧胸痛，呼吸困难，发冷发热6天入院。入院前3天上述症状加剧。体检：营养、精神差。舌苔厚腻，脉弦滑。呼吸较急促，在左胸前第二肋间隙以下语颤消失，叩呈浊音，呼吸音消失。X线透视积液上缘达前第二肋间，心脏稍向右移位。穿刺抽液50毫升，黄色半透明，李凡他试验（++），蛋白5.5g/L，白细胞2.55×10^6/L，淋巴0.88，中性0.12，未找到结核菌；血沉40mm。（张志雄医案：《伤寒名医验案精选》，1998.251）

（1）诊断　十枣汤证。

（2）分析与辨证　本案属于水饮停于胸胁，阻碍气机出入运转所致。饮停胸胁，阻碍气机，气机升降不利，故见咳嗽引胸胁疼痛，呼吸困难。因饮停水聚于胸胁，故见左胸前第二肋间隙以下语颤消失，叩呈浊音，呼吸音消失。X线透视积液上缘达前第二肋间，心脏稍向右移位，且穿刺有抽液，舌苔白腻、脉弦滑等，均有力地证明了胸胁内有水饮内停，属中医"悬饮"范畴，病属实证，因此，以祛逐饮邪法治疗。

（3）立法与处方

治法：攻逐水饮。

处方：十枣汤。

大戟、芫花、甘遂各0.9克。研成极细粉末，肥大红枣10个破后煎汁，在上午10

时空腹吞服。

药后 1 小时腹中雷鸣，约 2 小时即大便稀水 5 次。依法隔日 1 剂，投 3 剂后，体温正常，胸畅，胸痛减半，左前三肋以下仍呈浊音，呼吸音降低，X 线胸透复查，积液降至第三肋间以下。继服原方 4 剂，体征消失，血沉 5mm，X 线胸透示积液完全吸收，住院 26 天病愈出院。

（4）相关知识　渗出性胸膜炎从其临床表现看，与十枣汤证极为贴近，属中医"悬饮"范畴。十枣汤治疗渗出性胸膜炎报道甚多，效果良好，只要是体质壮实者，可将本方作为首选方剂。

2. 腹水案

彭某，男，68 岁。1954 年 3 月患腹水症，遍体浮肿，肿处光亮，腹大如箕，便闭溺少。自服大黄，大便依然不通，而腹胀益甚，乃延余诊。至其家诊其脉象沉弦，舌苔薄白而甚润，腹胀欲裂，痛苦不堪言状，病人求余为之设法攻下。〔吴静山医案：江西中医药，1959，（7）：30〕

（1）诊断　十枣汤证。

（2）分析与辨证　腹水一证，乃水液代谢失调之证，而体内津液不流行，即变为邪水，总为肺、脾、肾、三焦、膀胱诸脏器失调所致，但予振奋体内阳气，方能将津液气化于全身，因水湿为阴邪之故。而本案反以苦寒之大黄攻其无果，无怪愈服而便愈不通。虑其肿势太甚，当先处十枣汤攻逐，续当健补脾肾为法。

（3）立法与处方

治法：攻逐水饮。

方药：十枣汤。

大戟 4.5 克，芫花 4.5 克，甘遂 4.5 克，红枣 10 枚。

服后一日夜大便连泻稀水八次，腹部顿消，腿足仍肿，尿量不多。翌日复诊，因从腰以下水肿，当利小便，与五苓散合控涎丹，进 2 剂，小溲增多，大便仍泻，肿乃全消，于是改仿实脾饮法，调理脾肾而愈。后竟不发。

（4）相关知识　攻逐一法，为历来治水肿大证之常用之法，用之得当，确有立竿见影之效，但需视具体病情而定。一般而言，病起不久，肿势较甚，正气尚旺者，宜抓紧时机，以祛水为先务。本案形证俱实，设用攻逐，使水邪速从大小便而去，确属得当。但攻逐之药，多易伤正，难尽其水，若待水邪复来，势必更为凶猛，病情反而加重，故俟水退后，尚议调补，以善其后。正如《丹溪心法》所戒曰："不可过用芫花、大戟、甘遂猛烈之剂，一发不收，吾恐峻快者易，固闭者难，水气复来而无以治之也。"

（二）方源与拓展应用

1. 方源

太阳中风，下利呕逆，表解者，乃可攻之。其人漐漐汗出，发作有时，头痛，心下痞硬满，引胁下痛，干呕短气，汗出不恶寒者，此表解里未和也，十枣汤主之。(152)

十枣汤方：

芫花（熬）　甘遂　大戟

上三味等分，各别捣为散，以水一升半，先煮大枣肥者十枚，取八合，去滓，内药末，强人服一钱匕，羸人服半钱，温服之，平旦服。若下少，病不除者，明日更服，加半钱。得快下利后，糜粥自养。

2. 应用

十枣汤所治诸证皆为水饮壅盛于里所致。水饮壅盛，随气攻窜，上下冲斥，内外泛溢。治疗本证非一般化饮渗利之品所能胜任，当以峻剂攻逐。方中甘遂善行经遂水湿，大戟善泻脏腑水湿，芫花善消胸胁伏饮痰癖，三药峻烈，各有专攻，合而用之，其逐水饮、除积聚、消肿满之功甚著，经遂脏腑胸胁积水皆能攻逐。由于三药皆有毒，易伤正气，故以大枣之甘，益气护胃，并能缓和诸药之峻烈及其毒性，使下不伤正。本方对西医胸膜炎、胸胁积液、肝硬化腹水之体实正气不衰者，疗效确切。

复习思考题

1. 栀子汤系列方所治疗的主症是什么？

2. 栀子厚朴汤与栀子干姜汤都是栀子豉汤的加减方，二者如何区别使用？

3. 试述麻黄杏仁甘草石膏汤证的病机、病症及方药配伍要点。

4. 麻黄杏仁甘草石膏汤、麻黄汤、桂枝加厚朴杏子汤、小青龙汤都是治喘的良方，临床应如何区别使用？

5. 麻黄杏仁甘草石膏汤与大青龙汤都可以治疗外寒内热，临床上当怎样辨证使用二方？

6. 葛根芩连汤与黄芩汤都可以用于热利，临床上怎样区别使用？

7. 桂枝甘草汤的临床运用要点是什么？

8. 桂枝加龙骨牡蛎汤与桂枝去芍药加蜀漆牡蛎龙骨救逆汤都可以治疗烦躁，二方应怎样区别使用？

9. 桂枝加桂汤临床上常用于治疗什么疾病？其治疗的机理是什么？

10. 试述茯苓桂枝白术甘草汤证的病机、辨证要点和临床运用要点。

11. 小建中汤为建立中气而设，为什么可以治疗心脏病证？

12. 厚朴生姜半夏甘草人参汤用于治疗什么类型的腹胀？

13. 临床运用桂枝人参汤应当抓住什么要点？

14. 真武汤证的病机、辨证要点如何？

15. 真武汤与苓桂术甘汤都可以治疗身动摇的病证，二者当如何区别使用？

16. 试述干姜附子汤的运用范围。

17. 茯苓四逆汤治疗什么样的烦躁证？

18. 临床运用炙甘草汤应抓住哪些病症？其针对的病机是什么？

19. 五苓散只能治疗太阳蓄水证，这种认识是否正确，为什么？

20. 在茯苓甘草汤中，哪味药用量最大？其作用是什么？

21. 五苓散证与茯苓甘草汤证都是水饮内停，其区别是什么？

22. 太阳蓄血证的辨证要点是什么？

23. 太阳蓄血证三方当如何区别使用？

24. 如何鉴别太阳蓄水证与太阳蓄血证？

25. 大陷胸汤与大陷胸丸当如何区别使用？

26. 小陷胸汤证的主症和病机是什么？

27. 小陷胸汤除了可以治疗"正在心下，按之则痛"的小结胸病，还可治疗哪些病？

28. 大黄黄连泻心汤证心下痞的病机是什么？

29. 大黄黄连泻心汤与附子泻心汤的煎服方法有什么临床意义？

30. 如何鉴别脾胃不和、寒热错杂痞三证？

31. 半夏、生姜、甘草三泻心汤的药物组成及临床应用有何异同？

32. 旋覆代赭汤证的病机是什么？

33. 临床上如何鉴别旋覆代赭汤证与生姜泻心汤证？

34. 黄连汤证与半夏泻心汤证的病机、临床表现有何区别？

35. 黄连汤中桂枝的作用是什么？

36. 试述十枣汤证的病机、临床表现、治法和方药组成。

37. 临床上十枣汤主要治疗什么病证？如何安全使用十枣汤？

第三单元 阳明病证

【实训内容】

阳明病本证、兼变证各证型的基本病机、证候特点、治则治法、方剂运用。

【实训要求】

1. 依据病案分析，熟悉阳明病病因病机及发病特点。

2. 通过阳明病各证型的发病特点，理解阳明病提纲证的含义。

3. 通过学习应用三承气汤等泻下剂的病案，熟悉下法的运用要点。

4. 掌握白虎汤证、白虎加人参汤证、三承气汤类方证、麻子仁丸证、茵陈蒿汤证、麻黄连轺赤小豆汤证的病机、临床特点、治法及运用技巧。

【重点与难点】

证候之间的鉴别要点及临床意义。

【实训方法】

1. 利用多媒体演示相关临床表现。

2. 找志愿者模拟标准化病人演示有关内容。

3. 安排学生分组练习，分别作为医生或患者，学习有关实践内容，如病情陈述、临床信息采集等。

4. 通过分析病情，掌握辨证论治的基本方法。

第一节　阳明病热证

一、白虎汤证

（一）实训医案

1. 热厥案

吕某，男，48岁。初秋患外感，发烧不止，体温高达39.8℃，到本村医务室注射"安基比林"等退烧剂，旋退旋升。四五日后，发热增至40℃，大渴引饮，时有汗出，而手足却厥冷，舌绛苔黄，脉滑而大。（刘渡舟医案：《刘渡舟临证验案精选》，1996.5）

（1）诊断　白虎汤证。

（2）分析与辨证　虚寒致厥，脉多微弱。今虽四肢厥冷，但脉象滑大，乃阳明热盛于内，格阴于外，阴阳不相顺接的"热厥"之证。治当辛寒清热，生津止渴，以使阴阳之气互相顺接而不发生格拒。

（3）立法处方

治法：辛寒清热。

处方：白虎汤。

生石膏30克，知母9克，炙甘草6克，粳米一大撮。

仅服2剂，即热退厥回而病愈。

（4）相关知识　导致厥逆的病因很多，如寒、热、痰、水等，但其病机皆在于"阴阳气不相顺接"。"厥应下之"（335条）是治疗热厥证的基本原则。热厥属里热实证，治以清泻为主，故"下之"不能仅理解为攻下，应包括清热、泻热二法。如果是虚寒致厥，则"不可下之"（330条）。

2. 顽固性头痛案

陈某，男，35岁，1980年5月8日初诊。患者头痛已三年余，反复发作，殊为痛苦，在当地曾用中西药物、针灸、推拿等各种疗法，未能解除，特来郑州诊治。经某医院X线拍片、脑血流图、脑电图检查，未发现异常，诊为肌肉收缩性头痛，以镇静止痛治之，疗效不甚明显，乃求治于中医。症见头痛以前额为甚，外则皮肤紧束，内则闷胀而痛，终日昏昏沉沉，记忆力减退，甚则心烦意乱，难于成寐，寐则恶梦纷纭，唇干口燥，但不欲饮，舌质红，苔薄黄，脉浮数。［樊文有医案：河南中医，1989，（6）：13］

（1）诊断　白虎汤证。

（2）分析与辨证　本案头痛发于前额，乃阳明经头痛。纵观所表现之症状，为阳明邪热循经上攻所致。阳明内热壅盛，故唇干舌燥；阳明热扰心神，故见心烦意乱，夜难成寐，寐则恶梦纷纭；阳明热壅滞气机于内，则闷胀疼痛；壅滞于外，影响卫气运行，则皮肤紧束。证属热郁阳明经脉所致，治当以清泻阳明热为法。

（3）立法处方

治法：辛寒折热，透热外达。

处方：白虎汤加味。

生石膏 30 克，知母 12 克，炙甘草 6 克，粳米 15 克，白芷 9 克。

药进 3 剂，头痛著减，余症随之好转。原方再进 3 剂，头痛愈。为巩固疗效，上方又服 2 剂，半年后随访，头痛未发作。

（4）相关知识　头痛起因繁杂，本案头痛以前额为甚，乃病在阳明也，以阳明胃经"循发际，至额颅"之故。热郁阳明，循经上攻，故头痛。其心烦不寐、唇干口燥、舌红之症，均为阳明内热之象，故用辛寒之白虎汤以清阳明郁热。又观其证，口干欲饮，舌苔薄黄，脉浮，似有表不解之象，所以加白芷以解表散邪，同时又可引诸药直达病所，可谓一举两得。

（二）方源与拓展应用

1. 方源

伤寒，脉浮滑，此以表有热，里有寒，白虎汤主之。（176）

三阳合病，腹满身重，难以转侧，口不仁，面垢，谵语，遗尿。发汗则谵语。下之则额上生汗，手足逆冷。若自汗出者，白虎汤主之。（219）

伤寒脉滑而厥者，里有热，白虎汤主之。（350）

白虎汤方：

知母六两　石膏一斤（碎）　甘草二两（炙）　粳米六合

上四味，以水一斗，煮米熟汤成，去滓，温服一升，日三服。

2. 应用

现代临床对白虎汤应用非常广泛，如流行性乙型脑炎、流行性出血热、交变性亚败血症、肺热喘咳、风湿热痹、不寐、神经官能症、肝硬化腹水、三叉神经痛、干燥综合征、小儿夏季热、小儿湿疹，辨证为里热炽盛者，均可应用本方加减施治。清代著名医家吴鞠通在《温病条辨》中将白虎汤证的主症归纳为身大热、口大渴、汗大出、脉洪大"四大症"，临床辨证凡属大热弥漫全身，阳明经腑皆热，汗出口渴者，可放胆用之。

使用白虎汤应当注意以下几点：①表证未解或素体虚弱者禁用；②方中石膏质量重，不易溶解于水，若不大量用则无效。

二、白虎加人参汤证

（一）实训医案

1. 消渴案

金某，男，55 岁，1981 年 3 月 11 日初诊。口渴多饮，神疲消瘦，全身无力，已五六个月，某医院诊断为"糖尿病"，服中西药不效，前来就诊。化验尿糖（+++），空腹

血糖 13.3mmol/L。舌苔黄白厚，脉洪滑而有力。（刘景祺医案：《经方验》，1987.68）

（1）诊断　白虎加人参汤证。

（2）分析与辨证　诊为消渴，口渴多饮，神疲消瘦，全身无力，乃阳明热盛，气阴两伤之证。

（3）立法处方

治法：清热益气生津。

处方：白虎加人参汤。

石膏 60 克，知母 18 克，甘草 12 克，粳米 18 克，麦冬 30 克，沙参 30 克，葛根 18 克，花粉 30 克，党参 9 克。6 剂。

二诊：口干与全身无力好转，尿糖（－），脉洪，前方继服 12 剂。

三诊：口渴大减，饮水基本正常，全身较前有力。苔薄，脉洪。尿糖（－），空腹血糖 7.8mmol/L，前方继服 60 剂。

四诊：症状消失，苔薄白，脉滑。尿糖（－），空腹血糖 4.4mmol/L。

（4）相关知识　白虎加人参汤不仅可以被用来治疗外感高热、耗气伤津的患者，对于消渴病等内伤疾病也有很好疗效，并尤其适用于"上消"多饮显著者。

2. 阳明大热案

严某，女，28 岁，萍乡人。1938 年孟夏患感冒，医以辛温发散，劫夺津液，数日之间，高热神昏，大渴饮冷，心烦不眠，肌肤灼燥，得食即呕，口臭气粗，谵语无伦，脉洪大有力，舌苔黄白干厚，芒刺满口。（赖良蒲医案：《蒲园医案》，1965.13）

（1）诊断　阳明热证（孟夏感冒）。

（2）分析与辨证　孟夏患感冒，前医误用辛温发汗之法，伤津耗液，病入阳明。高热，大渴饮冷，脉洪大有力，为内热之候；心烦不眠、神昏谵语为热扰神明之象；得食即呕，口臭气粗，舌苔黄白干燥，芒刺满口，则为胃津受损、胃气上逆之象。

（3）立法处方

治法：清热益气生津。

处方：白虎加人参汤加味。

西洋参三钱，生石膏二两，知母四钱，芦根六钱，麦门冬三钱，花粉四钱，竹茹三钱，甘草二钱，粳米三钱，紫雪丹一钱（另冲）。

煎服一啜热退，诸症减轻，改投甘寒增液之法。

（4）相关知识　白虎加人参汤的适应证在《伤寒论》中有五条，皆言及口渴，如大烦渴不解、大渴、舌上干燥而烦、欲饮水数升、口燥渴、渴欲饮水、口干燥等，可见津气所伤之重。只有当外无表寒，里热已盛，且又伴有津气两伤的渴欲饮水等诸症时，才宜用白虎加人参汤以清里热、益气津。

（二）方源与拓展应用

1. 方源

服桂枝汤，大汗出后，大烦渴不解，脉洪大者，白虎加人参汤主之。（26）

伤寒，若吐、若下后，七八日不解，热结在里，表里俱热，时时恶风，大渴，舌上干燥而烦，欲饮水数升者，白虎加人参汤主之。（168）

伤寒无大热，口燥渴，心烦，背微恶寒者，白虎加人参汤主之。（169）

伤寒脉浮，发热无汗，其表不解，不可与白虎汤。渴欲饮水，无表证者，白虎加人参汤主之。（170）

若渴欲饮水，口干舌燥者，白虎加人参汤主之。（222）

白虎加人参汤方：

知母六两　石膏一斤（碎）　甘草二两（炙）　人参二两　粳米六合

上五味，以水一斗，煮米熟汤成，去滓，温服一升，日三服。

2. 应用

白虎加人参汤用于阳明热盛，津伤气耗之证，或暑病见气津两伤者。其特征是：在白虎汤证基础上以烦渴不解、脉大无力之症为著，或兼见背微恶寒等。在白虎汤中加人参，既清阳明之燥热，又能益气生津，一举两得。现代临床对白虎加人参汤的应用较为广泛，如口渴、顽固性发热、饥饿症、焦虑症、糖尿病、痿证等，辨证为阳明邪热亢盛，气阴两亏的病证，均可应用本方加减施治。

三、猪苓汤证

（一）实训医案

1. 热淋案

高某，女。患慢性肾盂肾炎，因体质较弱，抗病机能减退，长期反复发作，经久治不愈。发作时有高热、头痛、腰酸、腰痛、食欲不振、尿意窘迫、排尿少，有不快与疼痛感。尿检查混有脓细胞、上皮细胞，红、白细胞等。尿培养：有大肠杆菌。（岳美中医案：《岳美中医案集》，1978.16）

（1）诊断　猪苓汤证。

（2）分析与辨证　本案为阴虚湿热蕴结所致，肾阴不足，湿热下注，故见腰酸疼痛、小便不利、尿意窘迫等症；湿热蕴结，脾胃运化失常，则食欲不振；热蕴于内，上犯于头，故发热、头痛。治当养阴与清利湿热并行，方不致误。

（3）立法处方

治法：育阴清热利湿。

处方：猪苓汤。

猪苓12克，茯苓12克，滑石12克，泽泻18克，阿胶9克（烊化兑服）。水煎服。6剂后，诸症即消失。

（4）相关知识　猪苓汤适用于小便不利，或淋沥涩痛，或尿中带血而渴欲饮水者。此证往往病势较缓。本案"体质较弱"，恐肾虚于先，"久治不愈"，乃邪恋于内。综观诸症，为肾阴虚膀胱湿热也，阴虚加湿热，故"长期反复发作"，唯予猪苓汤滋阴清利湿热，方能两不相误。

2. 经行泄泻案

马某，女，42岁。1993年8月11日初诊。患经行泄泻数年，多方调治不愈。患者平日大便正常，每次行经，便作泄泻，质稀如水。口干而渴，小溲窘迫，夜不得寐，寐则梦多，两腿自感沉重如铅。本次月经来潮多夹有血块。舌红苔白，脉来弦细。（刘渡舟医案：《刘渡舟临证验案精选》，1996. 65）

（1）诊断　经行泄泻。

（2）分析与辨证　少阴阴虚生内热，小便不利，水停于内，水热互结，下趋大肠则泄泻，津不上承则口渴；心肾不交，水不济火则夜不得寐，寐则梦多。

（3）立法处方

治法：育阴清热利水。

处方：猪苓汤。

猪苓20克，茯苓30克，泽泻15克，滑石16克，阿胶10克（烊化）。清水煎服。服3剂，泄泻即止，小便自利，诸症随之而愈。

（4）相关知识　猪苓汤有滋阴清热利水之功，为主治下焦蓄热之利尿专剂，适用于本已阴虚，邪热在里，水气不化所致小便不利、排尿涩痛、尿血、淋病、下利、咳呕、心烦、失眠诸症。

（二）方源与拓展应用

1. 方源

若脉浮发热，渴欲饮水，小便不利者，猪苓汤主之。（223）

阳明病，汗出多而渴者，不可与猪苓汤，以汗多胃中燥，猪苓汤复利其小便故也。（224）

少阴病，下利六七日，咳而呕渴，心烦不得眠者，猪苓汤主之。（319）

猪苓汤方：

猪苓（去皮）　茯苓、泽泻、阿胶、滑石（碎）各一两

上五味，以水四升，先煮四味，取二升，去滓，内阿胶烊消，温服七合，日三服。

2. 应用

猪苓汤用于少阴阴虚，水热互结证。少阴为心、肾两脏，肾主水，若肾阴虚，一方面使肾气不充，失于主水之功，可致水液内停；另一方面，肾阴虚不能上济心火，心火亢盛，又可产生内热。邪热与水相互搏结，形成水热互结的病理结果。水热互结，泛滥中焦，可导致多种病症，如下渗于肠，则下利；上攻于肺则咳；中犯于胃则呕；膀胱气化不行，则小便不利。阴虚火旺，心肾不交，则不寐。猪苓汤用猪苓、茯苓、泽泻利水，阿胶滋阴，滑石清热。凡阴虚水热互结之证，用之皆效。现代临床主要将猪苓汤应

用于泌尿系统疾病如急性肾盂肾炎、慢性肾炎性水肿、糖尿病性肾病、肾功能不全、肾积水、泌尿系结石、小便不利、乳糜尿、血淋；其他如泄泻、肺部感染、咯血、顽固性失眠，辨证属于阴虚水热互结者。若内热盛，阴津大亏者忌用。

第二节　阳明病实证

一、调胃承气汤证

（一）实训医案

1. 呕吐案

万某，女，23 岁。因长期低热、胸痛咳嗽而入本院肺科，诊断为肺结核，经临床治疗病情好转。但于五天前始出现呕吐，逐渐加重，一日数次，食入即吐，食水难进，经用西药镇静、止吐等均无效，而要求中医诊治。1984 年 4 月 28 日诊察，症见：精神不振，消瘦乏力，面色潮红，发热，不思饮食，频发呕恶，食入即吐。自述从呕吐始，至今六七日大便未解，查舌质红，苔微黄而腻，脉弦细数。[王常勇医案：黑龙江中医药，1986，（4）：49]

（1）诊断　呕吐病，调胃承气汤证。

（2）分析与辨证　此为久病体虚，内热伤阴，中焦热结，腑气不通，胃气不降，浊气上逆所致。

（3）立法处方

治法：通腑降逆。

处方：调胃承气汤加味。

大黄 10 克（后下），芒硝 10 克（冲服），甘草 15 克，当归 15 克。1 剂，水煎频服，每次少量。

患者于睡前服完，服药期间未见呕吐，一夜较安，次日清晨解较稀软便一次，自觉胃脘舒适，身热亦退，口干微渴，早饭进稀饭半碗，饮水少量，此后一直未再呕吐。

（4）相关知识　吐后津伤，易化燥成实，故见大便不通，可与调胃承气汤泻下燥实，调和胃气。若吐后腹胀，时急时缓，喜温喜按者，则属里虚所致，慎不可投调胃承气汤。

2. 头痛案

刘某，女，27 岁。发热头痛一周，曾服中西解表药，大汗出而身热头痛不解，头胀痛难忍，心烦欲吐，口干思冷饮，皮肤灼热而不恶寒，大便已三日未行，苔白厚，脉弦稍数。体温 38℃。（胡希恕医案：《伤寒论传真》，2009.78）

（1）诊断　头痛，调胃承气汤证。

（2）分析与辨证　太阳伤寒，误用解表药，大汗而身热头痛不解，致表邪化热入里，津液被夺，故口干思冷饮；邪热上扰故心烦、头痛；不大便、欲吐，苔白厚而不黄，脉弦稍数，是燥屎未成，燥结尚浅之候。

（3）立法处方

治法：泻热和胃。

处方：调胃承气汤。

大黄10克，炙甘草6克，芒硝12克（分冲）。

上药服一煎，大便通，头痛已，身热减，体温正常，继服余药而去芒硝，诸症基本消失。

（4）相关知识　本案为太阳阳明证范畴，太阳病发汗太过，不仅不能祛除表邪，反而因津液受到损伤而使表邪入里化为燥热，邪入阳明而大便秘结。但邪气初入阳明，热尚未与糟粕结聚较深，适合用调胃承气汤。调胃承气汤药力较为缓和，可泻阳明胃肠燥热，且能软坚通便而不伤胃气。

（二）方源与拓展应用

1. 方源

阳明病，不吐不下，心烦者，可与调胃承气汤。（207）

太阳病三日，发汗不解，蒸蒸发热者，属胃也，调胃承气汤主之。（248）

伤寒吐后，腹胀满者，与调胃承气汤。（249）

调胃承气汤方：

甘草二两（炙）　芒硝半升　大黄四两（清酒洗）

上三味，切，以水三升，煮二物至一升，去滓，内芒硝，更上微火一二沸，温顿服之，以调胃气。

2. 应用

调胃承气汤于大黄、芒硝泻下药中加一味炙甘草，则使硝黄缓留于上，以和胃气为主。至于泻下肠燥，乃属其次。陈修园称本方为"法中之法"，即"调胃"与"承气"两者并行不悖。凡燥热初结肠，或大便燥坚，痞满不甚，或腑实重证下后，邪热宿垢未尽，或大便秘结，火热在上之证，此方最宜。

二、小承气汤证

（一）实训医案

1. 宿食内停案

陆某，男，9岁，1987年5月28日初诊。患儿于两天前食肉丸五只，次日晨起呕吐饮食物两次，嗳味酸腐，不思饮食，腹胀，大便稀水，日五六次，舌苔白腻，脉滑。体温36.8℃。血检：白细胞$6.2×10^9$/L，中性0.71，淋巴0.29。粪检：脓细胞（＋），未消化食物（＋＋）。［秦亮医案：国医论坛，1989，（1）：38］

（1）诊断　小承气汤证。

（2）分析与辨证　"饮食自倍，肠胃乃伤"，病起于饮食不节，积滞内停，胃失和降，脾运失健，故见晨起呕吐饮食物两次，嗳味酸腐，不思饮食，腹胀，大便稀水。舌苔白腻，脉滑，亦是食积内停之象。

（3）立法处方

治法：通腑消积。

处方：小承气汤。

厚朴5克，枳实10克，生大黄10克（后下）。

药服1剂，解稀便3次，量多秽臭，呕吐已止，腹痛亦除，饮食见增，再予益气健脾剂1剂，以善其后。

（4）相关知识　本案实为宿食停滞于胃，乃食积之重证，消导不及，便以攻下。然毕竟患者年少体弱，又没形成大实大满之证，故以小承气汤导泄积滞，中病后即止。继予益气健脾之剂调善其后，治有章法，则病去疾速。与调胃承气汤证相比，小承气汤证气滞较重，会见到较为显著的腹证，以及全身与神志证候。

2. 不食案

张某，男，21岁。头晕体疲，不欲饮食，勉强进食则腹中胀痛不已。自以为体虚而前来求开补药方。询问先前所服药物，皆人参健脾、十全大补等丸药，不但不见疗效，而反更显体弱无力。舌苔黄腻，脉滑而有力，大便干硬而小便黄赤。（刘渡舟医案：《刘渡舟临证验案精选》，1996.80）

（1）诊断　小承气汤证。

（2）分析与辨证　患者舌苔黄腻，脉滑而有力，大便干硬，小便黄赤，皆为实证，反现头晕，体疲乏力，此乃大实而有虚候。胃肠内有结滞，胃气不降，燥热上熏，干扰清阳则头晕；腑气壅滞不通故腹胀疼痛；气蕴于里而不达于外则体疲乏力。

（3）立法处方

治法：通腑消积。

处方：小承气汤。

大黄9克，枳实10克，厚朴9克。

服药1剂后，大便泻下3次，头晕顿时减轻，周身清爽如释重负，腹胀愈其七八。后用平胃散调和胃气而愈。

（4）相关知识　小承气汤治疗大便已经成硬，但尚未至燥屎的程度。所谓大便已经成硬，指的是大便干硬，但犹能形成条状。临床所见，腹部胀满，大便干硬，辨为小承气汤证比较容易。但腑气不通，邪实于内，反见虚羸之象者，却不容易辨认，应该引起注意。

（二）方源与拓展应用

1. 方源

若腹大满不通者，可与小承气汤，微和胃气，勿令致大泄下。（208）

阳明病，潮热，大便微硬者，可与大承气汤；不硬者，不可与之。若不大便六七日，恐有燥屎，欲知之法，少与小承气汤，汤入腹中，转矢气者，此有燥屎也，乃可攻之。若不转矢气者，此但初头硬，后必溏，不可攻之，攻之必胀满不能食也。欲饮水者，与水则哕。其后发热者，必大便复硬而少也，以小承气汤和之。不转矢气者，慎不可攻也。(209)

阳明病，其人多汗，以津液外出，胃中燥，大便必硬，硬则谵语，小承气汤主之。若一服谵语止者，更莫复服。(213)

阳明病，谵语发潮热，脉滑而疾者，小承气汤主之。因与承气汤一升，腹中转气者，更服一升；若不转气者，勿更与之。明日又不大便，脉反微涩者，里虚也，为难治，不可更与承气汤也。(214)

太阳病，若吐、若下、若发汗后，微烦，小便数，大便因硬者，与小承气汤和之愈。(250)

得病二三日，脉弱，无太阳、柴胡证，烦躁，心下硬。至四五日，虽能食，以小承气汤少少与，微和之，令小安。(251)

下利谵语者，有燥屎也，宜小承气汤。(374)

小承气汤方：

大黄四两　厚朴二两（炙，去皮）　枳实三枚（大者，炙）

上三味，以水四升，煮取一升二合，去滓，分温二服。初服汤当更衣，不尔者尽饮之，若更衣者，勿服之。

2. 应用

小承气汤不用芒硝，且三味同煎，枳、朴用量亦减，故泻热攻下之力较轻，适用于阳明热盛，燥屎初结，痞满而实，燥坚不甚之腑实证。现代临床主要将小承气汤应用于肠梗阻、胃扭转、急性腹膜炎、急性胰腺炎、急性胆囊炎、胆道蛔虫、肠伤寒、胃溃疡、胃结石、急性肠胃炎、脑血栓、帕金森综合征、小儿高热、惊风、积滞、支气管哮喘、流脑、乙脑、水肿、黄疸，以及荨麻疹、带状疱疹等，表现有大便硬结或不通，腹满胀痛等阳明实热内结者。

三、大承气汤证

（一）实训医案

1. 燥屎内结案

予尝诊江阴街内庄吴姓妇人，病起已六七日，壮热，头汗出，脉大，便闭，七日未行，身不发黄，胸不结，腹不胀满，唯满头剧痛，不言语，眼胀，瞳神不能瞬，人过其前，亦不能辨，证颇危重。余曰：目中不了了，睛不和。（曹颖甫医案：《伤寒名医验案精选》，1998.307）

（1）诊断　阳明病，大承气汤证。

（2）分析与辨证　燥热上冲，此"阳明篇"三急下证之第一证也。不速治，病不可矣。壮热便闭而见目中不了了，睛不和，乃热邪伏里，灼竭津液之征。盖五脏六腑之精气，皆上注于目。瞳神为肾所主，热邪不燥胃津，必耗肾液。今燥热亢盛，真阴欲竭，当此之时，病势危急，迟则莫救，故用急下存阴之法，大承气汤主之。

（3）立法处方

治法：峻下燥结，荡涤热实。

处方：大承气汤。

大黄 12 克，枳实 9 克，川朴 3 克，芒硝 9 克。

并嘱其家人速煎服之。竟 1 剂而愈。

（4）相关知识　调胃承气汤、小承气汤、大承气汤皆治阳明实证，但调胃承气汤重在泻热，故燥热邪气偏盛者宜用；小承气汤重在通腑，故腑气不通为主者宜用；而大承气汤泻热与通腑之力俱重，故燥热内结、腑气不通皆重者宜用之。

2. 下利案

李某，男，35 岁。病下利腹痛，肛门灼热如火烙，大便后重难通。曾自服"十滴水"，腹痛当时得以减缓，下利 3 日未作。至第四天，腹痛又发，较前更严重，里急后重，下利皆为红白黏液，有排泄不尽之感。以手按其腹，疼痛欲绝。脉沉有力，舌苔黄厚。（刘渡舟医案：《新编伤寒论类方》，1984.96）

（1）诊断　热利，大承气汤证。

（2）分析与辨证　其证始于胃肠积热，乃葛根芩连汤证，反服"十滴水"热性之品，使邪热凝结不开，以致气血腐化为红白之利。其辨证要点一是以手按其腹，疼痛欲绝；二是脉沉有力，舌苔黄厚。治当通因通用，荡涤胃肠积滞以推陈致新。

（3）立法处方

治法：峻下燥结，荡涤热实。

处方：大承气汤加味。

大黄 10 克，玄明粉 10 克，枳实 10 克，厚朴 10 克，滑石 10 克，青黛 3 克，甘草 3 克。

服药 1 剂后，大便泻下黏秽数次，诸症随即而愈。

（4）相关知识　大承气汤具有泻热软坚、荡涤胃肠、攻逐六腑的作用，攻下之力最猛，燥屎内结必用之。秽浊邪气凝结不开，腑气不利时也可用之。

3. 低热不除案

李某，女，40 岁。间断性低热年余，发热多在下午 3 时许，有时夜间亦作，体温 37℃至 38℃之间，曾按阴虚治疗而无效。内服消炎药（土霉素、四环素、磺胺）和中药清热剂，其热可停，五六日或十余日复作，用攻下剂可使发作间隔时间延长。由于时间已久，其效不显，改为输液，其热也可暂停，如此反复年余，多次检查原因不明。来郑再查，除胆囊收缩功能差外，无异常发现，邀余诊治。症见低热 37.5℃，口干舌燥，食少不香，心烦腹满，大便秘结，三至五日一次，有时下硬粪数枚，入梦则喃喃自语，如见鬼状，舌红苔黄，脉沉实有力。（樊文有医案：《伤寒名医验案精选》，1998.316）

（1）诊断　大承气汤证。

（2）分析与辨证　阳明病，见谵语、发潮热，为腑实已成。长期低热，津液耗伤，易致燥热结聚，当其经气旺时外张而发潮热。燥结成实，腑气不通，则见大便秘结，腹满食少；邪热上扰神明则心烦，甚则寐梦自语，如见鬼状。根据《伤寒论》212 条"不大便五六日，上至十余日，日晡所发潮热"，辨为阳明腑实证。

（3）立法处方

治法：通腑泄热，急下存阴。

处方：大承气汤。

大黄 12 克（后下），芒硝 15 克（沸化），厚朴 12 克，枳实 9 克。

服药后 2 小时许，腑气转动，肠鸣辘辘，大便日行 8 次，所下之物，为污浊之水和硬粪。陈积已除，脉静身和，其病获愈。

（4）相关知识　潮热有虚、实之分。本案潮热为燥热结聚所致，属实。长期低热，津液耗伤，易致燥热结聚，当其经气旺时而外张，是发潮热。汪苓友说："日晡所发潮热者，腑实燥甚，故当其经气旺时发潮热也。"燥结成实，腑气不通，则见大便秘结，腹满食少；邪热上扰神明则心烦，甚则寐梦自语，如见鬼状，正所谓"谵语由便硬，便硬由胃燥，胃燥由津少，层层相因，病情显著"（徐灵胎语）。治当以大承气汤通腑泻实，急下存阴，则低热自除。

（二）方源与拓展应用

1. 方源

阳明病，脉迟，虽汗出不恶寒者，其身必重，短气腹满而喘，有潮热者，此外欲解，可攻里也。手足濈然而汗出者，此大便已硬也，大承气汤主之。（208）

伤寒，若吐、若下后不解，不大便五六日，上至十余日，日晡所发潮热，不恶寒，独语如见鬼状。若剧者，发则不识人，循衣摸床，惕而不安，微喘直视，脉弦者生，涩者死。微者，但发热谵语者，大承气汤主之。若一服利，则止后服。（212）

阳明病，谵语有潮热，反不能食者，胃中必有燥屎五六枚也；若能食者，但硬耳。宜大承气汤下之。（215）

汗出谵语者，以有燥屎在胃中，此为风也。须下之，过经乃可下之。下之若早，语言必乱，以表虚里实故也。下之愈，宜大承气汤。（217）

二阳并病，太阳证罢，但发潮热，手足漐漐汗出，大便难而谵语者，下之则愈，宜大承气汤。（220）

阳明病，下之，心中懊恢而烦，胃中有燥屎者，可攻。腹微满，初头硬，后必溏，不可攻之。若有燥屎者，宜大承气汤。（238）

大下后，六七日不大便，烦不解，腹满痛者，此有燥屎也。所以然者，本有宿食故也，宜大承气汤。（241）

病人小便不利，大便乍难乍易，时有微热，喘冒不能卧者，有燥屎也，宜大承气汤。（242）

伤寒六七日，目中不了了，睛不和，无表里证，大便难，身微热者，此为实也，急下之，宜大承气汤。（252）

阳明病，发热汗多者，急下之，宜大承气汤。（253）

发汗不解，腹满痛者，急下之，宜大承气汤。（254）

腹满不减，减不足言，当下之，宜大承气汤。（255）

阳明少阳合病，必下利，其脉不负者，为顺也。负者，失也，互相克贼，名为负也。脉滑而数者，有宿食也，当下之，宜大承气汤。（256）

少阴病，得之二三日，口燥咽干者，急下之，宜大承气汤。（320）

少阴病，自利清水，色纯青，心下必痛，口干燥者，可下之，宜大承气汤。（321）

少阴病，六七日，腹胀不大便者，急下之，宜大承气汤。（322）

大承气汤方：

大黄四两（酒洗）　厚朴半斤（炙，去皮）　枳实五枚（炙）　芒硝三合

上四味，以水一斗，先煮二物，取五升，去滓，内大黄，更煮取二升，去滓，内芒硝，更上微火一两沸，分温再服，得下余勿服。

2. 应用

现代临床对大承气汤应用广泛，尤其多用于急危重症之救治，如各类肠梗阻、急性胰腺炎、急性胆囊炎、急性黄疸性肝炎、急性阑尾炎、急性腹膜炎、急性坏死性肠炎、胆石症、肝硬化腹水、胆道蛔虫症、肺炎咳喘、急性胃扩张、脑血管意外、精神病、乙脑、肝性脑病、流行性出血热、急慢性肾炎、尿毒症、泌尿系结石症、急性结膜炎、角膜炎、急性咽喉炎、扁桃体炎、口腔溃疡，以及猩红热、麻疹、疟疾、食物中毒等，辨证属于阳明热盛，燥结成实者。

凡服承气类方剂，临床要注意两个问题：一是辨证明确时，当下则下，若明知腑实当下，而又恐攻下伤正，则延误病情；二是服药后，得大便利则止后服，不可过服求快反而伤正。

四、麻子仁丸证

（一）实训医案

1. 便秘案

刘某，男，28岁。患大便燥结，五六日排解一次，每次大便时，往往因努责用力而汗出湿衣，但腹中无所苦。口唇发干，用舌津抵之则起厚皮如痂，撕之则唇破血出。脉沉滑，舌苔黄。（刘渡舟医案：《经方临证指南》，1993.96）

（1）诊断　麻子仁丸证。

（2）分析与辨证　不大便，无所苦，无腹满腹痛是脾约证的辨证要点。脾开窍于口，胃强脾弱，脾不行津液，则口唇失于滋养而干裂。

（3）立法处方

治法：润肠泄热通便。

处方：麻子仁丸。

疏以麻子仁丸一料，服尽而愈。

（4）相关知识　胃气热与脾阴亏并见，胃强而脾弱，称之为"脾约证"。脾约证的临床特点是大便干结，甚则干如羊屎，但不更衣十日无所苦，且不见潮热、谵语、腹满痛等症，故易与承气汤证相区别。

2. 产后尿频案

刘某，女，29岁。产后小便失禁两个月。患者自述产后出现小便频数，且站立行走时即有小便流出，无其他明显不适。经在本地中西药治疗无效，于1991年3月5日去某西医院就诊。泌尿外科诊断为压力性尿失禁，建议保守治疗3个月，若无效则进行手术治疗，遂来中医科求治。患者体质中等，面色略显苍白虚肿，自汗，舌质偏红，苔微黄，脉细弱。又诉大便二三日一行，质地干硬。［王三虎医案：实用中医内科杂志，1992，（2）：30］

（1）诊断　麻子仁丸证。

（2）分析与辨证　尿失禁乃系小便频数之甚者。"小便数者，大便当硬"，故以脾约治之。

（3）立法处方

治法：泄热润肠通便。

处方：麻子仁丸加味并改汤剂。

麻子仁15克，杏仁12克，大黄8克，枳实10克，芍药12克，厚朴12克，金樱子12克。4剂。

3月12日复诊，谓服药后大便通畅，小便即恢复正常。停药后大便又干结难下，小便也不能自控。药证相符，嘱常服麻子仁丸，保持大便通畅，携药回家。后托人来告，病愈两月，未再复发。

（4）相关知识　《伤寒论》指出："小便数者，大便当硬。"脾约证是以大便秘结、小便频数为特征，虽未言其小便失禁，但小便异常与大便秘结之关系，由此可见端倪。临床所见，遗尿儿童多有便秘史，用麻子仁丸治疗有良效。

（二）方源与拓展应用

1. 方源

趺阳脉浮而涩，浮则胃气强，涩则小便数，浮涩相搏，大便则硬，其脾为约，麻子仁丸主之。（247）

麻子仁丸方：

麻子仁二升　芍药半斤　枳实半斤（炙）　大黄一斤（去皮）　厚朴一尺（炙，去皮）　杏仁一升（去皮尖，熬，别作脂）

上六味，蜜和丸如梧桐子大，饮服十丸，日三服，渐加，以知为度。

2. 应用

麻子仁丸由小承气汤加火麻仁、杏仁、白芍、蜂蜜而成。以小承气汤破滞通便，余药润肠通便，又可减缓小承气汤攻伐之力。炼蜜为丸，润下缓通。肠燥有积滞之便秘、老人及产后肠燥便秘、习惯性便秘等皆宜服用。现代临床主要将麻子仁丸应用于习惯性便秘、产后便秘、术后便秘、痔疮便秘、急性支气管炎、支气管哮喘、鼻衄、中风、腰痛、肾炎水肿等，辨证属于胃热肠燥津亏者。

第三节 阳明病兼变证

一、茵陈蒿汤证

（一）实训医案

1. 黄疸案

袁某，男，23岁。因黄疸8天而入院。病人于入院前12天开始畏寒发热，伴有上呼吸道感染，疲乏，食欲不振。曾在联合诊所服消化药片，无任何改善。4天后热退，巩膜及皮肤随即出现黄疸，小便深黄，乃入院治疗。体检：体温36.5℃，脉搏72次/分，呼吸20次/分，血压110/60mmHg；巩膜及皮肤有轻度黄染，心肺未见异常，腹软、无压痛，肝脾未触及。化验检查：血红蛋白135g/L，红细胞6.3×10^{12}/L，白细胞8.7×10^9/L，中性0.6，淋巴0.39，单核0.01；血康华氏反应阴性；尿胆红素阴性、尿胆原（1∶5）弱阳性；大便孵化3次均阴性；黄疸指数40单位，胆红素40mg/L，凡登白直接反应阳性，麝香草酚浊度4单位（正常值0~2.5单位），麝香草酚絮状试验阴性；胆固醇152mg/dl，胆固醇脂70mg/dl，马尿酸试验2.0克（以安息香酸汁）。［黄伟康医案：上海中医药杂志，1957（8）：19］

（1）诊断 黄疸病（黄疸型传染性肝炎），茵陈蒿汤证。

（2）分析与辨证 阳明湿与热合，热因湿滞不得外泄，湿因热阻不能下行，影响脾胃纳运功能，传输失常，故食欲不振；影响肝胆疏泄功能，胆汁外溢，故发黄。

（3）立法处方

治法：清热利湿退黄。

处方：茵陈蒿汤。

于入院后第二天开始服茵陈蒿汤，每日1剂。服药一周后黄疸显著减退，一般情况亦见进步，黄疸指数降至8单位，胆红素8mg/L，马尿酸试验3.1克。服药第3周末，临床上黄疸已不可见，黄疸指数10单位，胆红素5mg/L，马尿酸试验3.16克。食欲增加，情况良好，于住院第25天出院。

（4）相关知识 黄疸古称为"瘅热病"，为脾胃素有湿热，因饮食不节而发。脾湿胃热，湿热交蒸，导致肝胆疏泄不利，进而又影响脾胃的升降纳运，使木土同病，湿热并存。瘅，通"疸"，说明湿热郁蒸日久，小便不利，可发为黄疸。《内经》对此病早有论述，《素问·玉机真脏论》说："肝传之脾，病名曰脾风，发瘅，腹中热，烦心出黄。"本案见症，与《内经》所言较为符合，其病与脾土关系最为密切，因脾脉入腹属脾络胃，上膈夹咽，连舌本散舌下。其支者，又复从胃别上膈注心中，故湿热困脾，脾色外露，亦可发为黄疸。茵陈蒿汤是治疗湿热发黄证的代表方，所治黄疸被后世称为阳黄，其特点为身黄鲜明光泽如橘子色。

2. 面部粉刺案

李某，男，18 岁。颜面起粉刺，反复发作近两年。两年前颜面开始起小疹子，用手挤压可挤出豆渣样物，此起彼伏，反复发作。近月来皮疹增多，并起脓疱及囊肿，经内服"四环素"、外搽水硫洗剂而罔效，伴口渴、尿少、便秘。查颜面见群集黑头粉刺、粟米大红色丘疹、散在小脓疱、黄豆大小囊肿。舌质红、苔黄腻，脉濡数。[周丹医案：国医论坛，1990，(6)：17]

（1）诊断　痤疮，茵陈蒿汤证。

（2）分析与辨证　湿热内蕴，熏蒸肌肤，故见颜面粉刺反复发作，缠绵难愈。舌质红、苔黄腻、脉濡数为湿热内蕴之象。

（3）立法处方

治法：清热利湿。

处方：茵陈蒿汤。

茵陈 60 克，栀子 9 克，大黄 9 克。每日内服 1 剂。并用颠倒散（硫黄、大黄等份为末），酒调外搽。

半月后复诊，皮疹消退，二便通畅，守原方去大黄，加枇杷叶 9 克、桑白皮 9 克，继服 10 剂。三诊未见新起的皮疹，基本痊愈，嘱患者常用茵陈泡茶内服，以资巩固。

（4）相关知识　通过本案可知，"阳明主面"，阳明湿热上犯于面，易致肺风粉刺。所以，面部疾病，尤其是热性病症，临证应多从阳明内热考虑。

（二）方源与拓展应用

1. 方源

阳明病，无汗，小便不利，心中懊憹者，身必发黄。(199)

阳明病，发热汗出者，此为热越，不能发黄也。但头汗出，身无汗，剂颈而还，小便不利，渴引水浆者，此为瘀热在里，身必发黄，茵陈蒿汤主之。(236)

伤寒七八日，身黄如橘子色，小便不利，腹微满者，茵陈蒿汤主之。(260)

茵陈蒿汤方：

茵陈蒿六两　栀子十四枚（擘）　大黄二两（去皮）

上三味，以水一斗二升，先煮茵陈减六升，内二味，煮取三升，去滓，分三服。

2. 应用

茵陈蒿汤证为湿热发黄，里有结滞。临床以黄疸、小便不利、发热、无汗、腹满、便秘、苔黄腻、脉滑数为辨证要点。茵陈蒿汤用茵陈清热利湿，并疏利肝胆，为除黄之要药；栀子屈曲下行，清泄三焦；大黄通利大便，导热下行；使湿热去，肝胆畅，三焦通而小便利。以本方加减化裁，可广泛应用于急性黄疸性肝炎、胆囊炎、胆石症、钩端螺旋体病等所引起的黄疸，属阳黄者。

二、麻黄连轺赤小豆汤证

（一）实训医案

1. 周身痒疹案

高某，男，20岁。周身泛起皮疹，色红成片，奇痒难忍，用手搔之而画缕成痕而高出皮面。举凡疏风清热利湿之药尝之殆遍而不效。微恶风寒，小便短赤不利，舌苔白而略腻，切其脉浮弦。（刘渡舟医案：《刘渡舟临证验案精选》，1996.183）

（1）**诊断** 风疹病，麻黄连轺赤小豆汤证。

（2）**分析与辨证** 辨风湿客表，阳气怫郁而有郁热成疹之机。

（3）**立法处方**

治法：清热利湿，解表散邪。

处方：麻黄连轺赤小豆汤。

麻黄9克，连翘9克，杏仁9克，桑白皮9克，赤小豆30克，生姜12克，炙甘草3克，大枣7枚。

仅服2剂，微见汗出而瘥。

（4）**相关知识** 麻黄连轺赤小豆汤为表里双解之剂，本方也是治肺热的，只不过所治的热是湿热，热和湿混合在一起，难解难分，此热因之难以清除，必须酌加化湿、利湿之药，待湿邪一去，热无藏身之所，便易清掉，所谓"湿去则热孤"也。所以麻黄连轺赤小豆汤不用清热泻火之石膏与麻黄配伍，而是用连翘、赤小豆、桑白皮这些具有清热利湿功效的药物与麻黄相配，以清利肺中之湿热。凡是湿热壅肺导致的病证，如呼吸系统疾病、皮肤疾病、鼻炎等，都可用本方治疗。注意：连轺，原注为连翘根，现今多用连翘。叶橘泉认为，连轺当做田基黄，可供参考。

2. 发黄案

倪某，男，28岁，工人。赴鄞道中辛苦，加以酒食过度，遂发热，微恶寒，身目俱黄，心下痞，作呕，溲赤，苔白。（姜春华医案：《伤寒论名医验案精选》，1998.336）

（1）**诊断** 麻黄连轺赤小豆汤证。

（2）**分析与辨证** 发热，微恶寒，为外有表证之象。心下痞，作呕，为中焦湿热之征。身目俱黄，溲赤，苔白，辨为湿热发黄而兼风寒郁表。

（3）**立法处方**

治法：清热利湿，解表散邪。

处方：麻黄连轺赤小豆汤加减。

麻黄9克，连翘9克，赤小豆15克，桂枝9克，桑白皮15克，杏仁9克，川黄连3克，鲜茅根15克，全瓜蒌15克。7剂。

药后，倦怠，尿欠多。上方加黄芪15克、太子参9克、防己15克，再进7剂后，黄疸退，诸症若失，随访一年未发。

（4）**相关知识** 麻黄连轺赤小豆汤证为湿热发黄而兼风寒郁表之证，更见发热恶寒无汗，或兼身痒，多见于湿热发黄证之早期。

3. 水肿案

樊某，男，28 岁。患慢性肾炎两年余，先后在市级医院住院治疗两次，用抗生素、激素及利尿剂治疗，症情缓解。但尿检尿蛋白（+++），下肢轻、中度浮肿不消。缘气候变化而患感冒使病情加重，经用青霉素一周病无缓解，故于 1985 年 11 月 5 日前来就诊。症见：颜面虚浮，眼睑浮肿，双下肢浮肿，按之没指，腰胀痛，左侧尤甚，小便量少，色如茶，腹胀食少，舌边尖红，苔黄热黏，脉滑少力。尿检尿蛋白（+++），白细胞 3～5/HP，红细胞 1～2/HP，颗粒管型 0～1。[张东军医案：中医药学报，1989，(3)：33]

（1）**诊断**　麻黄连轺赤小豆汤证。

（2）**分析与辨证**　水肿的发生，有责之于肾者，有责之于肺者，有责之于脾者，本案患者素有慢性肾炎水肿，此次因外感而发，乃肺风水肿。肺通调水道，为水之上源，邪气扰肺，通调失职，导致水肿的发生，故见颜面虚浮，眼睑浮肿，双下肢浮肿，按之没指；肾气虚，则腰胀痛；膀胱气化不利，则小便量少，其色如茶，说明内有湿热之邪，乃肺中湿热下注膀胱所致；湿热壅滞中焦脾胃，则腹胀食少。舌边尖红，苔黄热黏，脉滑等，则为内有湿热之象。纵观全证，为肺有湿热而成，治当宣利肺中湿热为法。

（3）**立法处方**

治法：清热宣肺利湿。

处方：麻黄连轺赤小豆汤加减。

麻黄 10 克，连翘 15 克，赤小豆 50 克，杏仁 15 克（捣），茯苓 20 克，泽泻 15 克，白花蛇舌草 35 克，生姜 1 克，大枣 5 枚。

服药 5 剂，尿量大增，肿消大半，尿检尿蛋白（++），余正常，舌苔趋净。上方增党参 15 克、炒山药 20 克、山萸肉 15 克。服 7 剂，病情稳定，病者只有活动后下肢有轻度浮肿，尿检尿蛋白（+），继以补益肾气法，巩固疗效。

（4）**相关知识**　麻黄连轺赤小豆汤治疗湿热内盛之肾风水肿，尤以服用激素后水肿不退而有湿热之证者为宜。凡湿热蕴结于里，不论表邪有无，均可投用本方。

（二）方源与拓展应用

1. 方源

伤寒瘀热在里，身必黄，麻黄连轺赤小豆汤主之。(262)

麻黄连轺赤小豆汤方：

麻黄二两（去节）　连翘二两（连翘根是）　杏仁四十个（去皮尖）　赤小豆一升　大枣十二枚（擘）　生梓白皮一升（切）　生姜二两（切）　甘草二两（炙）

上八味，以潦水一斗，先煮麻黄再沸，去上沫，内诸药，煮取三升，去滓，分温三服，半日服尽。

2. 应用

药理研究发现，麻黄连轺赤小豆汤具有发汗、解热、平喘、止咳、利尿、解毒等作用。现代临床主要将麻黄连轺赤小豆汤应用于急性黄疸性肝炎、急性肾小球肾炎、急性支气管炎、支气管哮喘、荨麻疹、银屑病等，辨证属于湿热偏表者。

复习思考题

1. 白虎汤证的病机和主症是什么？
2. 白虎加人参汤证的病机和主症是什么？
3. 临床上应怎样使用白虎加人参汤？
4. 白虎加人参汤证出现"时时恶风"和"背微恶寒"的机理是什么？
5. 猪苓汤证的病机和主症是什么？
6. 猪苓汤与五苓散同为利水之剂，临床上怎样区别使用？
7. 调胃承气汤的配伍意义与主治病证是什么？
8. 小承气汤的配伍意义与主治病证是什么？
9. 大承气汤的配伍意义与主治病证是什么？
10. 调胃承气汤证、小承气汤证、大承气汤证有何异同？
11. 麻子仁丸适用于什么病证？
12. 麻子仁丸证与承气汤证的主要区别是什么？
13. 茵陈蒿汤的配伍意义与主治病证是什么？
14. 湿热发黄证与寒湿发黄证的主要区别是什么？
15. 《伤寒论》所描述的"心中懊憹"和"但头汗出"可见于哪些病证？
16. 麻黄连轺赤小豆汤的配伍意义与主治病证是什么？

第四单元　少阳病证

【实训内容】

少阳病本证、兼变证各证型的基本病机、证候特点、治则治法、方剂运用。

【实训要求】

1. 依据病案分析，熟悉少阳病病因病机及发病特点。
2. 通过少阳病各证型的发病特点，理解少阳病的内涵。
3. 通过学习使用小柴胡汤等和解剂的病案，熟悉和法的运用要点。
4. 掌握小柴胡汤证、柴胡桂枝汤证、大柴胡汤证、柴胡加龙骨牡蛎汤证的病机、临床特点、治法及运用技巧。
5. 熟悉柴胡桂枝干姜汤证的临床证候特征及其病机。

【重点与难点】

1. 小柴胡汤证的基本病机、证候特点、运用及与大柴胡汤证的鉴别要点。
2. 对比大柴胡汤证与柴胡桂枝干姜汤证、柴胡桂枝汤证与柴胡加龙骨牡蛎汤证的寒热虚实的性质，掌握上述两对方剂临床运用的要领。

【实训方法】

1. 利用多媒体演示相关临床表现。
2. 找志愿者模拟标准化病人演示有关内容。
3. 安排学生分组练习，分别作为医生或患者，学习有关实践内容，如病情陈述、临床信息采集等。
4. 通过分析病情，掌握辨证论治的基本方法。

第一节 少阳病本证

小柴胡汤证

（一）实训医案

1. 邪入少阳案

张某，女，59 岁。患风湿性心脏病。初冬感冒，发热恶寒，头痛无汗，胸胁发满，兼见心悸，时觉有气上冲于喉，更觉烦悸不安，倍感痛苦。脉来时止而有结象。（刘渡舟医案：《刘渡舟临证验案精选》，1996.90）

（1）诊断 小柴胡汤证。

（2）分析与辨证 此证原有风心病而又多郁，外感内伤相杂。此为少阳气机郁勃不舒，复感风寒，由于心阳坐镇无权，故见脉结而夹冲气上逆，自觉烦悸不安。风寒外束，腠理郁闭，故发热恶寒、头痛、无汗。邪气扰于少阳经脉，经脉气血运行不利，故胸胁发满。此邪气已入少阳，当重点治少阳为法。

（3）立法处方

治法：解少阳之邪，兼下上冲之气。

处方：小柴胡汤加味。

柴胡 12 克，黄芩 6 克，桂枝 10 克，半夏 9 克，生姜 9 克，大枣 5 枚，炙甘草 6 克。3 剂后诸症皆安。

（4）相关知识 本案治疗用小柴胡汤加桂枝。加桂枝一药，起到治疗三种证候的作用：一是桂枝解表，二是桂枝通阳下气，三是桂枝又治风心病。柴胡汤方后注云："若不渴，外有微热者，去人参，加桂枝三两，温覆微汗愈。"不渴，为邪未入里；外有微热，是兼有表邪。故以小柴胡汤去人参之壅补，加桂枝以解外。可见本方是用于少阳病兼表邪不解之证。本案患者素有心脏病又兼感冒，出现发热、恶寒、头痛、胸胁发满、心悸等少阳气机不利而兼表证不解的症状。此外，患者还突出表现为"气上冲"而致烦悸不安。桂枝于解表之中又善于温通心阳，平冲降逆下气。故临床用于治疗少阳病又兼有心悸、气上冲等症，疗效确切。

2. 顽固性失眠案

节某，女，52 岁。1989 年 3 月 18 日就诊。述因惊吓染患失眠三十余年，始为入寐困难，闻步履、门响、人语等声扰醒，醒后不能再寐，家人倍蹑手足而行，莫敢触冒，每日睡眠不足四个小时，甚者彻夜不眠，良医数更，中西药并进，针灸按摩、气功保健、土单验方、求神拜佛遍施，终无一效。近几年尤为严重，连日不眠，甚则月余，终日苦不堪言。但精神状况尚可，饮食如故，仍能坚持工作，旁无他症。[任宏程医案：国医论坛，1990，（4）：44]

（1）诊断 小柴胡汤证。

（2）分析与辨证　《类证治裁》云："阳气自动而静，则寐；阴气自静而动，则寤。不寐者，病在阳不交阴也。"阳护于外，阴守于内，通过少阳枢机运转而阴阳交配。今病在少阳枢机不运，乃使表里开合无度，气血运行紊乱而阳气不交于阴。观患者之前治疗，率多按养血安神论治，镇心安神、养阴清热、涤痰清心、活血化瘀、消食和胃者亦复不少。殚思再三，忽悟失眠一症，病因虽繁，但总属阴阳失调，阳不交阴，治疗也当着眼于此。

（3）立法处方

治法：和解枢机，调和阴阳。

处方：小柴胡汤。

柴胡15克，半夏、黄芩、人参、甘草各10克，生姜5片，大枣5枚。

嘱令千里流水煎之。

患者将信将疑取药而去。不意翌日来告，昨天服药，当夜即安然入睡，一觉竟10个小时，醒后精神疲惫，仍有睡意。既效不更，仍宗前方，6剂诸症竟悄然而去。后再进3剂，以收全功。一年后追访，安然无妨。

（4）相关知识　小柴胡汤为转运少阳枢机之专方，正切本案之病机，是获卓功。至于嘱患者取千里流水以煎，除取其药用外，还意在鼓舞患者勇气，调动体内有利因素，以祛病抗邪。《本草纲目》云："流水者，以大而江河，小而溪涧，皆流水也。其外动而性静，其质柔而气刚，主治……阳盛阴虚，目不能瞑。"千里流水煎药，乃为奇处，对顽固性疾病，此法有可取之处。

3. 眩晕案

张某，男，32岁。1984年11月8日诊。三日前下乡寒温不适，遂致发热恶寒，头身疼痛，鼻塞流涕，自服APC三片，药后大汗淋漓，外症虽去，继见头目眩晕，视物旋转，不敢启目，口苦咽干，恶心欲呕，经某县医院西医诊为：梅尼埃综合征，给注射葡萄糖并口服苯巴比妥数日，其症不减，遂来中医科就诊。刻诊：患者紧闭双目，主诉如前，苔黄薄，脉弦，余虑其过汗伤阳，阳虚水泛所为，处以真武汤温阳化水，其症非但不解，反而加剧，除上述诸症外，又增心烦不寐。[沈中林医案：四川中医，1987，（9）：36]

（1）诊断　小柴胡汤证。

（2）分析与辨证　此证系由外感误汗而致之变证，不似内伤之眩晕，少阳病提纲证为"少阳之为病，口苦、咽干、目眩也"。又言："但见一证便是，不必悉具。"此眩、呕、咽干、口苦、脉弦、苔黄诸象，显系邪传少阳之证，乃拟小柴胡汤和之。

（3）立法处方

治法：和解少阳，条达枢机。

处方：小柴胡汤。

柴胡12克，黄芩9克，党参12克，姜半夏9克，大枣12克，甘草6克。

服1剂后诸症悉减，再剂而愈。

（4）相关知识　"抓主证"是临床辨证论治的一个重要原则，从纷繁芜杂的临床表现中识别隐藏其中的主证是辨证准确的关键。本案根据"口苦咽干，恶心欲呕"而得出结论，应属少阳枢机不利证，故治疗当和解少阳，条达枢机。服药后要求喝热粥，以助药力。并注意避风，以防复感风邪。

4. 真心痛案

程某，男，50岁。1983年1月10日来诊。患冠心病三年，心绞痛不断发作，屡用西药血管扩张、降脂、降压、镇静剂及中药活血益气之品，症状时轻时重，但心绞痛终不能停止。近因家事纠纷、情志不畅心胸痛大作。诊见：心前区压榨样剧痛，整个左侧胸胁攻痛不止，时而窜及右胁，左手臂至手小指次指俱痛，面色苍白，头冷汗出，手足发凉，口唇淡紫，不时呻吟，舌苔薄白质淡黯，脉弦细。血压180/90mmHg，脉搏110次/分。心电图报告：①窦性心动过速。②高侧壁心肌呈缺血型改变。[邵桂珍医案：北京中医杂志，1986，（5）：48]

（1）诊断　小柴胡汤证。

（2）分析与辨证　本案为冠心病心绞痛，属于中医"真心痛"范畴。然其起因却为情志不畅而发，少阳气机不疏，肝郁气滞，郁久由气及血，胸中气血闭阻，心痛随之发作。胸胁乃少阳经络所司，少阳气机阻滞，则见左侧胸胁攻痛不止，时而窜及右胁。兼心阳不足，心脉瘀阻，故而面色苍白，头冷汗出，手足发凉，口唇淡紫。其舌苔薄白质淡黯，脉弦细，仍为少阳气郁兼心阳不足之候。当治少阳为先，兼以温补心阳。

（3）立法处方

治法：和解少阳，温通心脉。

处方：小柴胡汤加味。

柴胡20克，半夏15克，人参10克（另炖），黄芩9克，炙甘草15克，当归15克，川芎25克，附子15克，生姜12克，大枣9枚。

连服2剂，心痛减轻过半；服药一周，疼痛遂止。心电图报告：①窦性心律。②偶发室性早搏。后宗此方加减调治两月，嘱其注意精神调理，心痛至今未见发作。

（4）相关知识　真心痛由情志不畅诱发，痛时旁及两胁，脉来弦细，责之于肝也，母病及子之故。少阳气机不疏，肝胆疏泄失常，肝郁气滞，气病及血，使胸中大气不旋，心血流通不畅，发为心痛。《诸病源候论》指出："手少阳之脉，起小指次指之端，上循入缺盆，布膻中，散络心包……邪气迫于心络，心气不得宣畅，故烦满乍上攻于胸，或下引于胁，故烦满而又胸胁痛也。"因此，和解少阳，疏通气机之法，不失为治心绞痛一重要方法。

（二）方源与拓展应用

1. 方源

伤寒五六日，中风，往来寒热，胸胁苦满，嘿嘿不欲饮食，心烦喜呕，或胸中烦而不呕，或渴，或腹中痛，或胁下痞硬，或心下悸、小便不利，或不渴、身有微热，或咳者，小柴胡汤主之。（96）

血弱气尽，腠理开，邪气因入，与正气相搏，结于胁下。正邪分争，往来寒热，休

作有时，嘿嘿不欲饮食，脏腑相连，其痛必下，邪高痛下，故使呕也，小柴胡汤主之。服柴胡汤已，渴者属阳明，以法治之。(97)

伤寒四五日，身热恶风，颈项强，胁下满，手足温而渴者，小柴胡汤主之。(99)

伤寒，阳脉涩，阴脉弦，法当腹中急痛，先与小建中汤；不差者，小柴胡汤主之。(100)

伤寒中风，有柴胡证，但见一证便是，不必悉具。凡柴胡汤证而下之，若柴胡汤证不罢者，复与柴胡汤，必蒸蒸而振，却发热汗出而解。(101)

妇人中风七八日，续得寒热，发作有时，经水适断者，此为热入血室。其血必结，故使如疟状，发作有时，小柴胡汤主之。(144)

伤寒五六日，头汗出，微恶寒，手足冷，心下满，口不欲食，大便硬，脉细者，此为阳微结，必有表，复有里也。脉沉，亦在里也。汗出，为阳微。假令纯阴结，不得复有外证，悉入在里，此为半在里半在外也。脉虽沉紧，不得为少阴病。所以然者，阴不得有汗，今头汗出，故知非少阴也。可与小柴胡汤。设不了了者，得屎而解。(148)

阳明病，发潮热，大便溏，小便自可，胸胁满不去者，与小柴胡汤。(229)

阳明病，胁下硬满，不大便而呕，舌上白胎者，可与小柴胡汤。上焦得通，津液得下，胃气因和，身濈然汗出而解。(230)

阳明中风，脉弦浮大而短气，腹都满，胁下及心痛，久按之气不通，鼻干，不得汗，嗜卧，一身及目悉黄，小便难，有潮热，时时哕，耳前后肿。刺之小差，外不解。病过十日，脉续浮者，与小柴胡汤。(231)

本太阳病不解，转入少阳者，胁下硬满，干呕不能食，往来寒热，尚未吐下，脉沉紧者，与小柴胡汤。(266)

呕而发热者，小柴胡汤主之。(378)

伤寒差以后，更发热，小柴胡汤主之。脉浮者，以汗解之；脉沉实者，以下解之。(393)

小柴胡汤方：

柴胡半斤　黄芩三两　人参三两　半夏半升（洗）　甘草（炙）、生姜（切）各三两　大枣十二枚（擘）

上七味，以水一斗二升，煮取六升，去滓，再煎取三升，温服一升，日三服。若胸中烦而不呕者，去半夏、人参，加栝楼实一枚；若渴，去半夏，加人参，合前成四两半，栝楼根四两；若腹中痛者，去黄芩，加芍药三两；若胁下痞硬，去大枣，加牡蛎四两；若心下悸，小便不利者，去黄芩，加茯苓四两；若不渴，外有微热者，去人参，加桂枝三两，温覆微汗愈；若咳者，去人参、大枣、生姜，加五味子半升，干姜二两。

2. 应用

小柴胡汤煎煮要注意去滓再煎。治疗少阳病有三禁：禁汗、禁吐、禁下，故必用小柴胡汤和解之剂。方中药物可分三组：一为柴胡、黄芩清解少阳经腑之邪热，又能疏利肝胆气机，为和解少阳、表里之主药；二为半夏、生姜和胃降逆止呕，并通过其辛散作用，兼助柴胡透达经中之邪；三是人参、甘草、大枣益气调中，既能鼓舞胃气以助少阳枢转之力，又能预补胃以杜少阳之邪内传之路。诸药共伍，少阳经、腑同治，又旁顾胃，使气郁得达，火郁得发，郁开气活，则枢机自利。

小柴胡汤临床应用广泛，既可以治疗外感热病，又可以治疗内伤杂病，是和解表里、调和阴阳的方剂。可用于治疗消化系统疾病，如胆汁反流性胃炎、急慢性胃炎、急慢性肝炎、胆石症、胰腺炎；神经精神系统疾病，如神经官能症、癫痫、顽固性失眠、抑郁或躁狂；还有呼吸系统疾病、循环系统疾病、泌尿系统疾病、内分泌系统疾病、妇科疾病等。此外，血液系统疾病、免疫系统疾病、五官科疾病、肿瘤等均可使用小柴胡汤辨证治疗。其使用的关键在于要符合邪入少阳、胆热内郁、枢机不利之根本病机，临证应把握"但见一证便是，不必悉具"。

使用小柴胡汤还须注意以下几点：①本方主要作用在于柴胡，必须重用。《时方妙用》说："方中柴胡一味，少用四钱，多用八钱。其剂量以大于人参、甘草一倍以上为宜。"②抓住柴胡汤证的主证、主脉，"但见一证便是，不必悉具"。③本方证或然证较多，当在辨明主证、主脉的基础上，随证灵活加减。

第二节　少阳病兼变证

一、柴胡桂枝汤证

（一）实训医案

1. 肩背痛案

于某，男，43岁。1993年11月29日初诊。左侧肩背疼痛酸胀，左臂不能抬举，身体不可转侧，痛甚之时难以行走，服西药"强痛定"可暂止痛片刻，旋即痛又发作，查心电图无异常，某医院诊为"肩周炎"，病人异常痛苦。诊时自诉胸胁发满，口苦，时叹息，纳谷不香，有时汗出，背部发紧，二便尚调。视舌质淡，舌苔薄白，切其脉弦。（刘渡舟医案：《刘渡舟临证验案精选》，1996.143）

（1）诊断　柴胡桂枝汤证。

（2）分析与辨证　肩背为太阳、少阳气血共司之地。阳虚而寒，气血不足，二阳之气失于温煦，风寒凝滞、气血瘀滞，不通而痛者，发为本证。胸胁发满、口苦、时叹息，示少阳枢机不利；纳谷不香、有时汗出、背部发紧，为太阳营卫不和之征。因此，本证为太阳少阳两经之气郁滞不通之证。

（3）立法处方

治法：并去太少两经之邪，和少阳，调营卫。

处方：柴胡桂枝汤加味。

柴胡16克，黄芩10克，半夏10克，生姜10克，党参8克，炙甘草8克，桂枝12克，白芍12克，大枣12克，片姜黄12克。

服 3 剂，背痛大减，手举自如，身转灵活，胸胁舒畅。续服 3 剂，诸症霍然而痊。

（4）相关知识 正确辨证、立法遣方是取得疗效的前提。临证时应分清主症或兼症，治疗才能有的放矢。本证属太少两感之证，故治疗应和解少阳，调和营卫。服药后要求喝热粥，以助药力。并注意避风，以防复感风邪。本方疏肝而和气血，治疗太少两经邪气郁滞效如桴鼓。

2. 发热案

患者，女，44 岁。发热 5 天，体温高达 40.1℃。曾注射庆大霉素、安痛定等，并口服 APC 等退烧药，药后虽汗出但高热不解。查白细胞升高，血沉、尿常规、X 线胸透均正常，体温 40.1℃。诊其脉缓而弦，舌质红，苔薄白。综合病情：发热恶寒，头痛少汗，四肢关节疼而烦扰，恶心欲吐，二便调。（李平医案：《伤寒名医验案精选》，1998.360）

（1）诊断 柴胡桂枝汤证。

（2）分析与辨证 本案发热，为口服 APC 退烧汗出未解之症，太阳病邪外证未罢而又邪入少阳，故为邪侵半表半里，表里不和之太少合病。张景岳指出："邪在太阳者，当知为阳中之表，治宜轻法；邪在少阳者，当知为阳中之枢，治宜和解，此皆治表之法也。"

（3）立法处方

治法：和解少阳，调和营卫，宣展开合枢机。

处方：柴胡 24 克，半夏 10 克，党参 10 克，黄芩 15 克，桂枝 10 克，杭芍 10 克，甘草 6 克，生姜 3 片，大枣 5 枚。

服 1 剂热退，再进 2 剂，余症悉除。查血象，白细胞降至正常。

（4）相关知识 柴胡桂枝汤是治疗外感发热的有效方剂。柴胡桂枝汤之所以治疗感冒发热如此速效，是因该方剂由调和营卫、解肌散表的桂枝汤与和解少阳、治半表半里的小柴胡剂合方，太少同治，解表和里，以复人体上下升降、表里出入之机，枢机条达，则营卫调和。临证见发热三五天或六七天，或服他药高热不解者，无论兼见少阳证与否，即投本方，往往一二剂收功。同时，在使用时重用柴胡、黄芩，如高热达 38℃~40℃以上，柴胡用量可达 24~30 克，否则难以奏效。

3. 盗汗案

邓某，女，65 岁。患者于 1985 年 9 月 24 日以"心悸"收入医院，辨证投以温胆汤化裁治之，心悸及伴随症状明显好转。然约半月，猝见睡中汗出，醒时即止，尤以头面及胸颈部为甚，伴有恶寒、微热，口干口苦而不欲饮，胸胁胀满，呃逆阵作，纳食少进，舌苔薄白乏津，脉细数乏力。首辨阴虚火扰，热迫汗泄使然，故拟当归六黄汤加生龙牡、麻黄根，投药四剂罔效；后独取生脉饮以求敛肺止汗之意，非但于病无益，反见盗汗更剧，诸症无减，汗出湿衣，可拧下水，每夜须换内衣三次方至天明，汗后恶风。通宵达旦，辗转惧眠，痛苦难忍。如此持续已月余。［代立权医案：北京中医杂志，1987，(3)：52］

（1）诊断　柴胡桂枝汤证。

（2）分析与辨证　盗汗责之于阴虚火旺者多，然本案始治用当归六黄汤除汗不效，故并非阴虚火旺。又以生脉饮治之不效，则又否定气阴两虚之盗汗。观病人盗汗伴有口苦、口干、胸胁胀满，乃少阳枢机不利之象；又伴见恶寒、微热，乃太阳营卫不和之征。实为太阳、少阳同病之证，治当太阳、少阳两解之法。

（3）立法处方

治法：和解少阳，调和营卫。

处方：柴胡桂枝汤加味。

柴胡9克，黄芩9克，法夏9克，党参12克，炙甘草9克，桂枝6克，白芍12克，神曲18克，生姜6克，红枣7枚。

服药2剂，盗汗有减，寒热未作，续进原方2剂，盗汗甚微，腹胀、胸闷、心悸时作，呃逆不除，原方加苏梗4.5克、瓜蒌皮12克、枳壳9克，3剂药后，汗止身爽，诸恙悉除。

（4）相关知识　盗汗有自少阳半表半里而起者，应当引起临证注意，成无己在《伤寒明理论》中对此病机阐发甚详，其云："伤寒盗汗者，非若杂病之虚，是由邪气在半表半里使然也。何者？若邪气一切在表，干于卫则自然汗出也，此则邪气侵行于里，外连于表邪，及睡则卫气行于里，乘表中阳气不致，津液得泄，故但睡而汗出，觉则气散于表而汗止矣。"故用柴胡桂枝汤太少同治，解表和里，以复人体上下升降、表里出入之机，营卫调和则汗止。

（二）方源与拓展应用

1. 方源

伤寒六七日，发热，微恶寒，支节烦疼，微呕，心下支结，外证未去者，柴胡桂枝汤主之。（146）

柴胡桂枝汤方：

桂枝一两半（去皮）　芍药一两半　黄芩一两半　人参一两半　甘草一两（炙）半夏二合半（洗）　大枣六枚　生姜一两半（切）　柴胡四两

上九味，以水七升，煮取三升，去滓，温服一升。

2. 应用

柴胡桂枝汤在临床上应用较为广泛，凡感冒、胃炎、胰腺炎、胆囊炎、更年期综合征、失眠、三叉神经痛、偏头痛、胸膜炎、带状疱疹、颈椎病、肩周炎、癫痫、小儿多发性抽搐症、早期肝硬化、过敏性鼻炎、荨麻疹、脂膜炎等，辨证符合本方证病机者，以之加减治疗，多有效验。柴胡桂枝汤有良好的解热、抗病毒、抗感染的作用，用于治疗某些病毒感染引起的发热有良好的效果，并对感染引起的惊厥有效。

二、大柴胡汤证

（一）实训医案

1. 胁痛

李某，女，患胆囊炎。右季肋部有自发痛与压痛感，常有微热，并出现恶心，食欲不振，腹部膨满，鼓肠嗳气，脉象弦大。（岳美中医案：《岳美中医案集》，1978.52）

（1）诊断　大柴胡汤证。

（2）分析与辨证　右季肋部为少阳所主，自发痛与压痛感、常有微热提示少阳郁热已成，内迫阳明，故出现恶心、食欲不振、腹部膨满、鼓肠嗳气等症，脉象弦大则说明气郁而化火，因此本证为少阳邪热结于阳明之证。少阳有热、阳明成实，需要少阳、阳明两解之。

（3）立法处方

治法：和解少阳，通下阳明。

处方：大柴胡汤加味。

柴胡12克，白芍9克，枳实6克，大黄6克，黄芩9克，半夏9克，生姜15克，大枣4枚（擘），金钱草24克，滑石12克，鸡内金12克。

连服7剂，食欲见佳，鼓肠嗳气均大减。再进原方4剂，胁痛亦轻，唯微热未退。改用小柴胡汤加鳖甲、青蒿、秦艽、郁金治之。

（4）相关知识　此方为少阳病禁下的权变法。少阳病禁下，是指单纯少阳本证而言，若少阳邪热内迫阳明，则可在和解的基础上通泄阳明。

2. 胃痛案

贾某，男，60岁。患胃溃疡已多年不愈，近因气恼，又复发作。胃脘痛剧，呕吐酸苦，夹有咖啡色物，不能进食，大便已五天未解。西医诊为胃溃疡有穿孔可能，劝动手术治疗，其子不肯。脉弦滑有力，舌苔黄腻。（刘渡舟医案：《伤寒名医验案精选》，1998.370）

（1）诊断　大柴胡汤证。

（2）分析与辨证　肝火郁于胃，灼伤阴络，则吐血如咖啡色物，火自肝灼胃，则呕吐酸苦；火结气郁，则腑气不通而大便不下。本案病起于气恼，胃脘当心而痛，责之于肝木乘土也。夫肝为刚脏，性喜条达而主疏泄。若忧思恼怒，则气郁而伤肝，肝木失于疏泄，横逆犯胃，致气机阻滞，而发胃脘痛。

（3）立法处方

治法：和解少阳，通下阳明。

处方：大柴胡汤加味。

柴胡12克，黄芩9克，半夏9克，大黄6克，白芍9克，枳实6克，生姜12克，大枣4枚。

服1剂，大便畅行3次，排出黑色物与黏液甚多，而胃脘之痛，为之大减，其呕吐停止，但觉体力疲倦。后以调养胃气之剂收功。

（4）**相关知识** 本案病起于气恼，正如《沈氏尊生书》所说："胃病，邪干胃脘病也……惟肝气相乘为尤甚，以木性暴，且正克也。"本证胃痛吐酸，脉弦滑有力，即为辨证眼目。

3. 火丹案

苏某，男，66岁。患带状疱疹并高热住院治疗二十余日。出院四日之后，颈、胸及腰部又现红色块疹，扪之碍手，灼痛火辣。患者时烦热，口干苦，腹觉热，大便干结如羊屎，小便色黄赤。舌质红，苔黄燥，脉弦略数。［彭元成医案：河南中医，1985，（1）：15］

（1）**诊断** 大柴胡汤证。

（2）**分析与辨证** 本案为肝胆实火，腑实热毒，结聚于内，攻冲于肌肤，而发疱疹。故见烦热、口苦、溲赤、便结、苔黄、脉弦，大柴胡证俱备。

（3）**立法处方**

治法：泻腑实，解热毒。

处方：大柴胡汤。

柴胡3克，黄芩10克，赤芍9克，半夏3克，生姜3克，大枣15克，枳实10克，大黄10克。

服药2剂，腑通热退，再诊处五味消毒饮加味，6剂收功。

（4）**相关知识** 火丹为感染热毒而成，多发于胸胁、腰肋之处，为少阳经络循行之处，因此用大柴胡汤清解少阳热毒，对此病有很好疗效。

（二）方源与拓展应用

1. 方源

太阳病，过经十余日，反二三下之，后四五日，柴胡证仍在者，先与小柴胡汤。呕不止，心下急，郁郁微烦者，为未解也，与大柴胡汤下之则愈。（103）

伤寒十余日，热结在里，复往来寒热者，与大柴胡汤。（136）

伤寒发热，汗出不解，心中痞硬，呕吐而下利者，大柴胡汤主之。（165）

大柴胡汤方：

柴胡半斤 黄芩三两 芍药三两 半夏半升（洗） 生姜五两（切） 枳实四枚（炙） 大枣十二枚（擘） 大黄二两

上七味，以水一斗二升，煮取六升，去滓，再煎，温服一升，日三服。

2. 应用

本方临床常用于胆囊炎、胆石症、急性胰腺炎、脂肪肝、高脂血症、高血压、急性细菌性痢疾、粘连性肠梗阻、带状疱疹、痤疮、糖尿病肾病、急性肾盂肾炎、痛风性关节炎、急性乳腺炎、急性盆腔炎等，中医辨证属于肝胃气火交郁，气血阻遏不通者。单纯少阳半表半里不兼阳明实证者，或单纯阳明实证不兼少阳半表半里之证者，皆不可服用。

三、柴胡桂枝干姜汤证

（一）实训医案

1. 腹胀案

刘某，男，54 岁。患乙型肝炎，然其身体平稳而无所苦。最近突发腹胀，午后与夜晚必定发作。发时坐卧不安，痛苦万分。余会诊经其处，其家小恳请顺路一诊。患者一手指其腹曰：我无病可讲，就是夜晚腹胀，气聚于腹，不噫不出，憋人欲死。问其治疗，则称中、西药服之无算，皆无效可言。问其大便则溏薄不成形，每日两三行。凡大便频数，则夜晚腹胀必然加剧。小便短少，右胁作痛，控引肩背酸楚不堪。切其脉弦而缓，视其舌淡嫩而苔白滑。（刘渡舟医案：《刘渡舟临证验案精选》，1996.77）

（1）诊断　柴胡桂枝干姜汤证。

（2）分析与辨证　肝炎病人由于长期服用苦寒清利肝胆之药，往往造成热毒未清，而脾阳已伤，出现肝胆有热、脾胃有寒的胆热脾寒证。肝胆气机疏泄不利，加之脾虚不运，脾胃气机升降失司，故而腹胀殊甚。仲景谓"太阴之为病，腹满，食不下，自利益甚"。故凡下利腹满不渴者，属太阴也。又因太阴虚寒，阴寒盛于夜晚，故腹胀多于夜间发作或加重。脉缓属太阴，而脉弦又属肝胆。胆脉行于两侧，故见胁痛控肩背也。此时治疗，但清热则脾阳更伤，温脾阳则又恐助热生毒，加重肝炎症状。故治应清胆热与温脾寒并行，方为妥当。

（3）立法处方

治法：和解少阳，温化太阴。

处方：柴胡桂枝干姜汤。

柴胡 16 克，桂枝 10 克，干姜 12 克，牡蛎 30 克（先煎），花粉 10 克，黄芩 4 克，炙甘草 10 克。

此方仅服 1 剂，则夜间腹胀减半，3 剂后腹胀全消，而下利亦止。

（4）相关知识　少阳邻近太阴，少阳是阴阳之枢，少阳之邪传入太阴，临床所见，不但可见肝区不适、口苦纳差的少阳肝胆热郁、气机不疏之证，且常常见到腹胀便溏的太阴脾寒证。此即为柴胡桂枝干姜汤证之特点。本案属少阳兼太阴之证，故治疗应和解少阳，温化太阴。服药后可能会有"初服微烦，复汗出便愈"的现象，这是由于本方通阳气、化津液的作用，药后使正气得药力相助而祛邪外出。

2. 咳嗽案

朱某，男，59 岁。1984 年 2 月 15 日初诊。患者自述三年前患有"慢性支气管炎"，近日因情志不畅，咳嗽增剧。数医诊治，累服中西药未效，故转求医于吾。症见：咳嗽痰多，胸胁满闷不适，嗳气纳呆，舌质淡红、苔薄腻微黄，脉弦。（杨秀俊医案：《伤寒名医验案精选》，1998.385）

（1）诊断　柴胡桂枝干姜汤证。

（2）分析与辨证　《素问·咳论》云："五脏六腑皆令人咳，非独肺也。"本证起因为木郁不疏，条达功能失职。然"见肝之病，知肝传脾"，且"脾为生痰之源"，痰随肝气上逆于肺，则呛而咳。本案咳嗽乃肝、脾、肺三脏同时受累，然其本在肝、脾，其标在肺。

（3）立法处方

治法：疏肝健脾，化痰止咳。

处方：柴胡桂枝干姜汤加减。

柴胡、桂枝、半夏、瓜蒌仁（打碎）、枳壳、花粉各9克，生牡蛎（打碎）12克，黄芩、炙甘草各6克，干姜4.5克。

3剂后，咳嗽痰量减少，胸胁满闷等症均减轻。续以上方加减后余症消失。随访一年未见复发。

（4）相关知识 本证用柴胡桂枝干姜汤加减治疗，使肝郁得疏，脾湿得化，肺气复其清肃，咳嗽痊愈。《伤寒论》中少阳为枢，不仅是表证传里的枢机，也是三阳病传入三阴的枢机。所以少阳病多有兼见证，有兼表之柴胡桂枝汤证、兼里实之大柴胡汤证。而柴胡桂枝干姜汤证正是与大柴胡汤证相对的方证，是少阳兼里虚寒之证。如此，则兼表兼里，里实里虚俱备，少阳为枢之意义才完美。

（二）方源与拓展应用

1. 方源

伤寒五六日，已发汗而复下之，胸胁满微结，小便不利，渴而不呕，但头汗出，往来寒热，心烦者，此为未解也，柴胡桂枝干姜汤主之。（147）

柴胡桂枝干姜汤方：

柴胡半斤　桂枝三两（去皮）　干姜二两　栝蒌根四两　黄芩三两　牡蛎二两（熬）

上七味，以水一斗二升，煮取六升，去滓，再煎取三升，温服一升，日三服。

2. 应用

柴胡桂枝干姜汤用治少阳之邪不解，兼有脾寒和气阴、气津受伤，气化不利之有太阴证机转者，常见于胃炎、乙肝、肝硬化、慢性胆囊炎、糖尿病、肺心病、乳腺增生、鼻窦炎、慢性结肠炎、甲状腺功能减退等，病机属少阳枢机不利，兼太阴病者，用之加减治疗，多能取效。刘渡舟教授在《伤寒论十四讲》中写道："余在临床上用本方治疗慢性肝炎，证见胁痛、腹胀、便溏、泄泻、口干者，往往有效。若糖尿病见有少阳病证者，本方也极合拍。"

四、柴胡加龙骨牡蛎汤证

（一）实训医案

1. 癫痫案

尹某，男，34岁。因惊恐而患癫痫病。发作时惊叫，四肢抽搐，口吐白沫，汗出。

胸胁发满，夜睡呓语不休，且乱梦纷纭，精神不安，大便不爽。视其人神情呆滞，面色发青，舌质红，舌苔黄白相兼。脉象沉弦。（刘渡舟医案：《刘渡舟临证验案精选》，1996.44）

（1）诊断　柴胡加龙骨牡蛎汤证。

（2）分析与辨证　患者惊叫、抽搐、躁动不安、脉象沉弦为肝胆气郁，兼有阳明腑热，痰火内发而上扰心神，心肝神魂不得潜敛之故，而汗出、神情呆滞则体现了正虚之本。

（3）立法处方

治法：疏肝泻胃，涤痰清火，镇惊安神，兼以扶正。

处方：柴胡加龙骨牡蛎汤。

柴胡12克，黄芩9克，半夏9克，党参10克，生姜9克，龙骨15克，牡蛎15克，大黄6克（后下），铅丹3克（布包），茯神9克，桂枝5克，大枣6枚。

服1剂则大便通畅，胸胁之满与呓语皆除，精神安定，唯见欲吐不吐，胃中嘈杂甚，上方加竹茹16克、陈皮10克，服之而愈。

（4）相关知识　少阳为枢机，介于半表半里，因此枢机不利，表里亦为之不和，故本证表现比较复杂。本证属肝胆气郁、痰火扰心之证，故治疗应当散邪泻火、扶正安神而攻补兼施。

2. 顽固性失眠案

梅某，女，42岁。长期失眠四年多，近年来病情加剧，甚则彻夜目不交睫。患者四年前，正值产月之中，因恚怒争吵而是夜即通宵失眠，嗣后常犯此疾。初服安眠剂尚能入睡三四小时，后服药亦无济于事。近年来病情有增无减，每夜几乎不能寐，甚则彻夜目不交睫。曾一度夜晚外出劳动至深夜方归，冀以过度疲劳来达到稍睡片刻之目的，仍是毫无效果。由此体力日衰，精力愈疲，几不欲生，经人介绍而来试诊。初诊：患者形体肥胖，肤色晦暗不华，眼泡浮肿，睡眼惺忪、红筋攀附，精神颓唐近于呆滞，一经追询病史则娓娓不绝，情绪无常，时而大笑，时而抽泣。自谓胸胁满闷，喜太息，肌肉颤动，头昏身重，难以转侧，大便稍硬，饮食略减，脉细弦，舌苔白薄微腻。查阅所携药方，有温胆汤、酸枣仁汤、柏子养心丸及归脾汤者，皆不获效。［胡国珍医案：中医杂志，1984，（11）：22］

（1）诊断　柴胡加龙骨牡蛎汤证。

（2）分析与辨证　患者因有精神创伤或隐曲之事，恚怒之后，少阳受邪，胆木失荣，痰热聚膈，上扰心神而致失眠、魂魄不宁，肝气怫郁、胆气不宁，肝胆内寄之相火妄升，心神受扰，魂不守舍，神不安宅，失眠由此而生，肝失疏泄，脾失健运，水湿不化，湿被郁火煎熬而成痰，痰随气升而扰乱神明，故成此顽疾。

（3）立法处方

治法：以和解少阳、疏利肝胆经气为主，以益脾养心、镇惊安神为辅。

处方：柴胡加龙骨牡蛎汤。

柴胡9克，龙骨15克，牡蛎15克，大黄6克，桂枝6克，辰砂拌茯神10克，竹沥拌半夏9克，赭石15克，党参9克，远志9克，生姜3片，红枣3枚。5剂。

二诊：患者五日后欣喜来告，此方服完3剂后夜晚即可入睡二三小时，胸胁觉畅，情绪较前安定，服完5剂后已能入睡四五个小时，头昏减轻，白天精神充沛。查脉舌变化不大，前方既效，毋庸更张。原方加酸枣仁9克，续进5剂。

三诊：两眼泡浮肿见消，两眼红筋亦退，面色转润，精神益沛，已能安静入寐。但若受惊动易醒，脉已和缓，诸症皆已见愈，投悦脾养心以资巩固。

（4）相关知识　本方对精神、神经方面的疾病，具有肝胆热郁病机者尤有效验。原方铅丹有毒，现代临床中，首先，应将纱布包裹铅丹；其次，应注意铅丹剂量不宜太大；再次，本方不适合连续服用；或者用生铁落、代赭石、磁石、辰砂等重镇安神药与远志、胆星、天竺黄等清热化痰药代替之。

（二）方源与拓展应用

1. 方源

伤寒八九日，下之，胸满烦惊，小便不利，谵语，一身尽重，不可转侧者，柴胡加龙骨牡蛎汤主之。（107）

柴胡加龙骨牡蛎汤方：

柴胡四两　龙骨、黄芩、生姜（切）、铅丹、人参、桂枝（去皮）、茯苓各一两半　半夏二合半　大黄二两　牡蛎一两半（熬）　大枣六枚（擘）

上十二味，以水八升，煮取四升，内大黄切如棋子，更煮一两沸，去滓，温服一升。

2. 应用

柴胡加龙骨牡蛎汤可协调阴阳，祛痰调气，定志摄神。《绛雪园古方选注》评价此方说："柴胡引升阳药以升阳；大黄引阴药以就阴；参草助阳明之神明，即所以益心虚也；茯苓、半夏、生姜启少阳三焦之枢机，即所以通心机也；龙骨、牡蛎入阴摄神，镇东方甲、乙之魂，即所以镇心惊也；龙、牡顽纯之质，佐桂枝即灵；邪入烦惊，痰气固结于阴分，用铅丹即坠。至于心经浮越之邪，借少阳枢转出于太阳，即从兹收安内攘外之功矣。"故柴胡加龙骨牡蛎汤不仅能治疗兼夹外感风寒之邪的癫痫、食厥、热厥等症，而且对因精神、心理因素而致的一些内伤杂病也颇有疗效。

柴胡加龙骨牡蛎汤临床应用广泛，常运用于神经精神系统疾病，如癔病、神经官能症、抑郁症、恐惧症、癫痫、精神分裂症、老年性痴呆、帕金森综合征、小儿舞蹈病。其他如频发性室早、梅尼埃综合征、耳硬化症、斑秃、高血压、甲状腺功能亢进、阳痿、失眠、遗精等也可以使用。

复习思考题

1. 少阳病病因病机及发病特点是什么？
2. 小柴胡汤证的病机、临床表现、辨证要点是什么？
3. 谈谈小柴胡汤的临床应用。

4. 通过学习案例，谈谈临床运用小柴胡汤应当抓住什么要领？

5. 小柴胡汤证与大柴胡汤证有何异同？

6. 柴胡桂枝汤证、大柴胡汤证、柴胡加龙骨牡蛎汤证的病机、临床特点、治法是什么？有何运用技巧？

7. 如何使用柴胡桂枝干姜汤？其适用于哪种临床证候？

第五单元 太阴病证

【实训内容】

太阴病本证、兼证各证型的基本病机、证候特点、治则治法、方剂运用。

【实训要求】

1. 依据病案分析，熟悉太阴病病因病机及发病特点。
2. 通过太阴病各证型的发病特点，理解太阴病提纲证的含义。
3. 掌握桂枝加芍药汤、桂枝加大黄汤方证的病机、临床特点、治法及运用技巧。

【重点与难点】

证候之间的鉴别要点及临床意义。

【实训方法】

1. 利用多媒体演示相关临床表现。
2. 找志愿者模拟标准化病人演示有关内容。
3. 安排学生分组练习，分别作为医生或患者，学习有关实践内容，如病情陈述、临床信息采集等。
4. 通过分析病情，掌握辨证论治的基本方法。

第一节 太阴病本证

太阴病本证为太阴虚寒证，如 277 条所言："自利不渴者，属太阴，以其脏有寒故也，当温之，宜服四逆辈。"其病机为中焦虚寒，可见下利、口不渴、面色少华、畏寒怕冷、舌淡嫩苔白滑等症，其下利不同于阳明热结旁流证，太阴病下利多清稀甚则完谷不化。其治法当温中散寒、健脾燥湿，方用理中丸（汤），若病情更甚兼及肾阳亦虚，则当温补脾肾之阳，方用四逆汤。四逆汤、理中丸（汤）之运用详见少阴病篇及霍乱病篇。

第二节　太阴病兼证

一、桂枝加芍药汤证

（一）实训医案

腹泻案

王某，男，46 岁。大便下利达一年之久，先后用多种抗生素，收效不大。每日腹泻 3～6 次，呈水样便，并夹有少量脓血，伴有里急后重，腹部有压痛，以左下腹为甚，畏寒，发热（37.5℃左右），舌红，苔白，脉沉弦。粪便镜检有红、白细胞及少量吞噬细胞。西医诊断为"慢性菌痢"。（刘渡舟医案：《刘渡舟临证验案精选》，2007.103 - 104）

（1）**诊断**　桂枝加芍药汤证。

（2）**分析与辨证**　本证下利日久，为气血不调、脾胃不和。下利而伴有腹痛，因不通则痛，此为脾胃气血瘀滞不畅所致。其脉象沉弦，则为肝脾不和之征象。因脾属土，肝属木，肝气疏泄太过，横乘脾土，则致中焦气血不畅，下利而腹痛，《金匮要略·脏腑经络先后病第一》云："见肝之病，知肝传脾，当先实脾"，亦为此理。又因泻利达一年之久，久泻伤阴，脾阴不足，故而见舌红。证属太阴腹痛而下利之范畴，故选用桂枝加芍药汤，调和脾胃，疏通气血，平肝木益脾土。李东垣曾道："腹中痛者加甘草、白芍药，稼穑作甘，甘者己也；曲直作酸，酸者甲也。甲己化土，此仲景之妙法也。"本证之辨证要点为脾胃不和、气血不利且又有肝木乘土，用桂枝加芍药汤，方证相合。

（3）**立法处方**

治法：益脾柔肝，和中止痛。

处方：桂枝加芍药汤。

桂枝 10 克，白芍 30 克，炙甘草 10 克，生姜 10 克，大枣 12 枚。

服 2 剂，下利次数显著减少，腹中颇觉轻松。3 剂后则大便基本成形，少腹之里急消失，服至 4 剂则诸症霍然而瘳。

（4）**相关知识**　桂枝加芍药汤是在桂枝汤基础上倍用芍药为六两而成。桂枝汤本可调理脾胃，桂枝配合甘草则为辛甘化阳，通阳益脾，以除太阴证之阴寒凝滞；生姜温中而化饮，配合大枣补益脾胃，以复中焦之健运；倍用芍药，一可与甘草相配，酸甘化阴，滋益脾阴，缓急止痛，以治太阴腹痛；二可通利血络，兼平横逆之肝气，土中伐木，气血通则腹痛自止。诸药同用，相得益彰，共治太阴腹痛之证。

（二）方源与拓展应用

1. 方源

本太阳病，医反下之，因尔腹满时痛者，属太阴也，桂枝加芍药汤主之。大实痛者，桂枝加大黄汤主之。（279）

桂枝加芍药汤方：

桂枝三两（去皮）　芍药六两　甘草二两（炙）　大枣十二枚（擘）　生姜三两（切）

上五味，以水七升，煮取三升，去滓。温分三服。本云桂枝汤，今加芍药。

2. 应用

桂枝加芍药汤证为太阳病误下所致，因误下可伤脾阴，故而用桂枝汤倍用芍药滋益脾阴以治之。桂枝加芍药汤可调理脾胃阴阳，兼滋益脾阴缓急止痛，并有柔肝益脾之功，调理中焦之气血，令血脉通畅则腹痛可除。脾胃为人体后天之本，气机升降之枢，不通则痛，气血阴阳不调则多致腹痛。用桂枝加芍药汤调理脾胃阴阳，通利血脉，平肝缓急，用治脾胃不和或兼有肝脾不调之腹痛取效甚捷。若中焦虚寒更甚，在此方基础上更加胶饴一升则为小建中汤，二者可资鉴别，当据证灵活运用。

二、桂枝加大黄汤证

痢疾案

李某，男，36岁。患慢性痢疾，多年屡治不愈。大便下利夹有红白黏液，里急后重，每日三四次，伴腹满疼痛拒按。脉弦有力，舌质绛苔黄。（刘渡舟医案：《经方临证指南》，1993.12）

（1）诊断　桂枝加大黄汤证。

（2）分析与辨证　本证下利腹痛、里急后重，为中焦气机不畅之征象。下利夹有红白黏液，为血络不和，总为脾胃气血不调之证。又腹满疼痛拒按，舌质绛苔黄，脉弦有力，此为阳明实邪积滞，内有实热。另外下利红白黏液为血络瘀滞较甚。故而用桂枝加大黄汤调理脾胃阴阳气血，兼以化瘀通络泄热。

（3）立法处方

治法：活络止痛，化瘀导滞。

处方：桂枝加大黄汤。

桂枝9克，芍药18克，生姜9克，大枣10枚，炙甘草6克，大黄6克。3剂。

嘱一次煎煮顿服。服药后大便畅利，泻下皆黏腻臭秽之物，而后下利日渐轻缓。

（4）相关知识　桂枝加大黄汤即桂枝加芍药汤再加大黄二两而成。本方之功效在以上所分析桂枝加芍药汤之基础上更加重化瘀通络之功，有热者兼可清阳明热邪。本方加大黄有两方面之作用：其一，因本证较之桂枝加芍药汤证气血瘀滞更甚，腹满疼痛较显，故而更加大黄以增其通络化瘀之功；其二，本证亦常有大便秘结不通、腹痛拒按、舌红苔黄等实热表现，腑气不通则气血瘀滞更甚，故而宜配伍通腑泄热之品，加大黄以治之。

（二）方源与拓展应用

1. 方源

本太阳病，医反下之，因尔腹满时痛者，属太阴也，桂枝加芍药汤主之。大实痛者，桂枝加大黄汤主之。（279）

桂枝加大黄汤方：

桂枝三两（去皮）　大黄二两　芍药六两　生姜三两（切）　甘草二两（炙）大枣十二枚（擘）

上六味，以水七升，煮取三升，去滓。温服一升，日三服。

2. 应用

桂枝加大黄汤证为桂枝加芍药汤证而血络瘀滞更甚或兼有阳明实热之证，其辨证要点是在桂枝加芍药汤证基础上更见腹满疼痛、大便秘结、脉象有力、舌红苔黄等症。279 条所言之"大实痛"即谓脾之血络瘀滞更甚，或兼有阳明胃腑热结之证。然而 280 条言："太阴为病，脉弱，其人续自便利，设当行大黄芍药者，宜减之。以其人胃气弱，易动故也。"故而关于桂枝加芍药汤和桂枝加大黄汤的运用当辨其轻重虚实，若证已成而兼有脾胃内虚或其人素体怯弱，虽不得已当用大黄、芍药，然而当根据证情而减其量，于此可见仲景之法度森严，辨证遣药丝丝入扣，纤毫不乱。

复习思考题

1. 太阴病的临床表现及辨证要点是什么？

2. "自利不渴者，属太阴，以其脏有寒故也，当温之，宜服四逆辈。"四逆辈是指哪些方剂？

3. 桂枝加芍药汤与小建中汤二者皆能治疗腹痛，临床应如何鉴别使用？

第六单元　少阴病证

【实训内容】

厥阴病的辨证提纲及各证型的基本病机、证候特点、治则治法、方剂运用。

【实训要求】

1. 依据病案分析，熟悉少阴病病因病机及发病特点。

2. 通过审察少阴病各证型的发病特点，理解"少阴病提纲证"的含义。

3. 通过学习应用四逆汤、黄连阿胶汤等方剂的病案，熟悉少阴寒化证与热化证的辨证要点。

4. 掌握四逆汤证、真武汤证、附子汤证、吴茱萸汤证、黄连阿胶汤证、麻黄附子细辛汤证、四逆散证的病机、临床特点、治法及运用。

【重点与难点】

证候之间的鉴别要点及临床意义。

【实训方法】

1. 运用多媒体课件，图文并茂展示相关方证的临床表现。

2. 建构课堂实践教学情景，安排学生分别扮演患者和医生的角色，模拟中医临证辨证处方过程，包括四诊信息采集、平脉辨证过程、据证处方遣药等。

3. 通过分组讨论，结合教师点评，逐步建立中医临床思维模式和辨证论治的基本方法体系。

第一节　少阴病本证

一、四逆汤类方证

(一) 实训医案

1. 寒厥案

省掾曹德裕男妇，三月初病伤寒八九日，请予治之，脉得沉细而微，四肢逆冷，自利腹痛，目不欲开，两手常抱腋下，昏昏嗜卧，口舌干燥。乃曰：前医留白虎加人参汤一服，可服否？予曰：白虎虽云治口燥舌干，若执此一句亦未然。今此证不可用白虎者有三：伤寒论云，立夏以前、处暑以后，不可妄用，一也；太阳证无汗而渴者不可用，二也；况病患阴证悉具，其时春气尚寒，不可用，三也。仲景云：下利清谷，急当救里，宜四逆汤。(罗谦甫医案：《名医类案》)

(1) **诊断**　四逆汤证。

(2) **分析与辨证**　病发三月，天气尚寒；患者口舌干燥，似内热炽盛、津气两伤之证，故前医留白虎加人参汤一剂。仲圣谓白虎加人参汤证多具大热、口大渴、脉洪大、大汗出、时时恶风、背微恶寒等症。总观此患者除口舌干燥外，尚有脉沉细而微、四肢逆冷、自利腹痛、目不欲开、双手常抱腋下（为喜温喜按之征）等症，脉证合参，当属少阴肾阳虚衰，阴寒内盛。

(3) **立法处方**

治法：急温回阳。

处方：四逆汤加人参汤合白通汤。

四逆汤三两，人参一两，生姜十余片，带须葱白九茎，水五大盏，同煎至三盏，去渣，分三服，一日服之。

至夜利止，手足温，翌日大汗而解。继以理中汤数服而愈。

(4) **相关知识**　本案之方实属四逆汤、通脉四逆汤、白通汤三方合方。四逆汤主治少阴虚寒、四肢厥逆诸症，故以四逆命名；通脉四逆汤证（317 条）方后加减载"面色赤者，加葱九茎……利止脉不出者，去桔梗，加人参二两"；白通汤则主治阴盛戴阳的"下利"证。本案患者"口舌干燥"实与通脉四逆汤证之"面色赤"证机相类，均为阴阳格拒之征，故加葱白宣通上下之阳气，破除阴阳格拒；更患"自利腹痛"，恐其气阴两伤，故又加人参一两。

2. 发狂案

昔诊一男，二十余岁，系一孀妇之独子，体质素弱。始因腹痛便秘而发热，医者诊为瘀热内滞，误以桃核承气汤下之。便未通而病情反重，出现发狂奔走，言语错乱。延余诊视，脉沉迟无力，舌红津枯但不渴，微喜热饮而不多，气息喘促而短，有欲脱之势。(吴佩衡医案：《吴佩衡医案》，1983.31)

（1）诊断　四逆汤证。

（2）分析与辨证　初病属阴寒冷结，但当温阳启闭可愈，前医犯虚虚之戒，反用桃核承气汤攻下瘀热，此误也。得汤致血脱阳亡，虚阳上奔而发狂。然狂多属实属热，此证脉沉迟无力，微喜热饮而不多，气息喘促而短，故诊为有欲脱之势，必以大剂四逆汤温下元阳气而方能愈。

（3）立法处方

治法：急温回阳。

处方：通脉四逆汤加味。

附片 130 克，干姜 50 克，上肉桂 13 克（研末，泡水兑入），甘草 10 克。

服后，当天夜晚则鼻孔流血，大便亦下黑血，次日复诊则见脉微神衰，嗜卧懒言，神识已转清。其所以鼻衄及下黑血者，非服温热药所致，实由于桃核承气汤误下后，致血脱成瘀，今得上方温运气血，既已离经败坏之血，不能再行归经，遂上行而下注。嘱照原方再服 1 剂。服后，衄血便血均未再出，口微燥，此系阳气已回，营阴尚弱，继以四逆汤加人参连进 4 剂而愈。方中加人参者，取其益气生津养阴以配阳也。

（4）相关知识　加肉桂在于引火归原，使阳回神敛，气血畅运，则离经之败血夺路而出。

3. 但欲寐案

苏某妻，三十余岁。月经期中不慎冲水，夜间忽发寒战，继即沉沉而睡，人事不省，脉微细欲绝，手足厥逆。当即针人中及十宣穴出血，血色紫黯难以挤出。针时能呼痛，并一度苏醒，但不久仍呼呼入睡。（俞长荣医案：《伤寒论汇要分析》，1964.141）

（1）诊断　四逆汤证。

（2）分析与辨证　经期触水感寒，邪气直入少阴发病。何以知病入少阴，以沉沉而睡、人事不省之"但欲寐"象及脉微细欲绝、手足厥逆之四逆汤证表现可证也。此因阴寒太盛，阳气大衰，气血凝滞之故。急当温阳散寒，方能挽扶阳气。非大剂四逆汤不足以救之。

（3）立法处方

治法：回阳救逆。

处方：四逆汤。

炮附子 24 克，北干姜 12 克，炙甘草 12 克。水煎，嘱分 4 次温服，每半小时灌服 1 次。

病者家属问：此证如此严重，为何将药分作四次，而不一次服下使其速愈？我说：正因其症状严重，才取"重剂缓服"办法。其目的为使药力相继，缓缓振奋其阳气而驱散阴寒。譬如春临大地，冰雪自然融解；如果一剂顿服，恐有"脉暴出"之变，譬如突然烈日当空，冰雪骤解，反致弥漫成灾。家属信服。服全剂未完，果然四肢转温，脉回，清醒如初。

（4）相关知识　经期冲水，寒中少阴，阴寒大盛于内，非四逆汤之温不足以驱阴霾。然服药之法，犹当考虑，本案分四次温服，缓缓给予，则使药力绵绵，阳气续生。

此法值得临床效法。

（二）方源与拓展应用

1. 方源

伤寒，医下之，续得下利清谷不止，身疼痛者，急当救里；后身疼痛，清便自调者，急当救表。救里宜四逆汤，救表宜桂枝汤。(91)

脉浮而迟，表热里寒，下利清谷者，四逆汤主之。(225)

自利不渴者，属太阴，以其脏有寒故也，当温之，宜服四逆辈。(277)

少阴之为病，脉微细，但欲寐也。(281)

少阴病，欲吐不吐，心烦，但欲寐。五六日自利而渴者，属少阴也，虚故引水自救。若小便色白者，少阴病形悉具。小便白者，以下焦虚有寒，不能制水，故令色白也。(282)

少阴病，脉沉者，急温之，宜四逆汤。(323)

大汗出，热不去，内拘急，四肢疼，又下利厥逆而恶寒者，四逆汤主之。(353)

大汗，若大下利，而厥冷者，四逆汤主之。(354)

下利腹胀满，身体疼痛者，先温其里，乃攻其表。温里宜四逆汤，攻表宜桂枝汤。(372)

呕而脉弱，小便复利，身有微热，见厥者难治，四逆汤主之。(377)

既吐且利，小便复利，而大汗出，下利清谷，内寒外热，脉微欲绝者，四逆汤主之。(389)

四逆汤方：

甘草二两（炙）　干姜一两半　附子一枚（生用，去皮，破八片）

上三味，以水三升，煮取一升二合，去滓，分温再服。强人可大附子一枚，干姜三两。

少阴病，下利清谷，里寒外热，手足厥逆，脉微欲绝，身反不恶寒，其人面色赤，或腹痛，或干呕，或咽痛，或利止脉不出者，通脉四逆汤主之。(317)

通脉四逆汤方：

甘草二两（炙）　附子大者一枚（生用，去皮，破八片）　干姜三两（强人可四两）

上三味，以水三升，煮取一升二合，去滓，分温再服，其脉即出者愈。面色赤者，加葱九茎；腹中痛者，去葱，加芍药二两；呕者，加生姜二两；咽痛者，去芍药，加桔梗一两；利止脉不出者，去桔梗，加人参二两。病皆与方相应者，乃服之。

少阴病，下利，白通汤主之。(314)

白通汤方：

葱白四茎　干姜一两　附子一枚（生，去皮，破八片）

上三味，以水三升，煮取一升，去滓，分温再服。

少阴病，下利脉微者，与白通汤。利不止，厥逆无脉，干呕烦者，白通加猪胆汁汤

主之。服汤脉暴出者死，微续者生。(315)

白通加猪胆汁汤方：

葱白四茎　干姜一两　附子一枚（生，去皮，破八片）　人尿五合　猪胆汁一合

上五味，以水三升，煮取一升，去滓，内胆汁、人尿，和令相得，分温再服。若无胆，亦可用。

2. 应用

四逆汤是回阳救逆的主方，药味虽不多，但配伍精当，其他回阳救逆的方剂多从此方化裁而来。对精神萎靡、四肢蜷卧、下利清谷、小便清长等少阴虚寒之证，临床均可辨证选用，但当注意附子的用量和副作用。历代医家对附子的用量多持慎重态度，一般主张从小剂量开始，据证而逐渐增加，临床以 6 ~ 10 克为宜。

二、真武汤证

（一）实训医案

1. 头痛案

李某，男，32 岁。患头痛病，每在夜间发作，疼痛剧烈，必以拳击头始能缓解。血压正常，心肺正常。西医检查未明确诊断，头痛不耐烦时，只好服止痛药片。问如何得病？答：夏天开车苦热，休息时先痛饮冰冻汽水或啤酒，每日无间，至秋即觉头痛。问头痛外尚有何症？答：两目视物有时黑花缭乱。望面色黧黑、舌淡质嫩、苔水滑，脉沉弦而缓。（刘渡舟医案：《伤寒挈要》，1983.8）

（1）诊断　真武汤证。

（2）分析与辨证　本案患者头痛每在夜间发作，当属阴分。详审其发病原因，知其发病与夏日酷暑饮冷相关，日久则冷水恐有伤阳闭阳之弊。此外，尚有视物昏花缭乱、面色黧黑、舌质淡、苔水滑、脉沉弦而缓等症，脉证合参，可知其头痛当属阳虚水泛，上蔽清阳所致。

（3）立法处方

治法：温阳利水。

处方：真武汤。

炮附子 12 克，生姜 12 克，桂枝 6 克，茯苓 24 克，白术 9 克，炙甘草 6 克，白芍 9 克。水煎二次温服。

其服 6 剂获安，继服苓桂术甘汤 4 剂巩固疗效而愈。

（4）相关知识　因水饮流动不居，真武汤证的临床表现可涉及全身上下。其辨证要点有：心悸，头眩，身体肌肉跳动，浮肿，小便不利，畏寒肢冷；或见腹痛腹泻，呕吐；或见咳喘气逆，舌质淡胖，边有齿痕，舌苔白滑，脉沉细等。伤寒大家刘渡舟教授对水气病的诊治颇具特色，在《伤寒论临证指要·水证论》中对水气病各种病证类型从辨气色、辨脉、辨舌、辨方证等方面均做了详细论述，可在课下自学。

2. 不孕案

黄某，女，34 岁，四川某机关干部。患者婚后 7 年未孕，男女双方经检查生理正常。1959 年冬开始，自觉头昏、乏力，早餐脸肿，下午脚肿，月事不调。1965 年春，病情发展严重。同年 7 月 20 日来诊。刻诊：患者闭经半年，白带多。全身轻度浮肿，下肢较重。周身疼痛，畏寒，多梦，纳差，血压有时偏高，小便不利，大便先结后溏。舌质淡，体胖嫩，边有齿痕，苔白滑，中间厚腻，脉沉。（范中林医案：《范中林六经辨证医案选》，1984.157）

（1）诊断　真武汤证。

（2）分析与辨证　本案患者婚后 7 年未采取避孕措施未能怀孕，而西医检查均属正常，证属功能性病变。刻下全身浮肿、下肢较重，周身疼痛，畏寒，当属阴肿。又杂以小便不利、大便先结后溏、舌淡苔滑、白带多之症，四诊合参知其发病于下焦虚冷，阳气不足，气化失司，经水不调。

（3）立法处方

治法：温阳利水。

处方：真武汤。

炮附子 120 克（久煎），生姜 30 克，桂枝 15 克，茯苓 30 克，炙甘草 15 克。水煎二次温服。

上方服 4 剂，全身浮肿显著消退，食欲增加。原方再服 4 剂，神疲、恶寒等症虽有好转，但仍血枯经闭，再予原方加当归补血汤，服 8 剂，月经来潮，色淡量少，有瘀块，小腹隐隐发凉。仍有宫寒凝滞之象，故以温经汤加减主之。1979 年 7 月 26 日追访，上药共服百余剂，1967 年怀孕，现已有两个孩子。

（4）相关知识　肾主生长发育，又能主水，为胃之关。肾主生殖与肾阳、肾阴功能密不可分，肾气从阳则开，从阴则阖。如阳过盛则关门大开，水直下而为消，在男子为遗精、为早泄，在女子为月经过多、崩漏；阴过盛则关门常阖，水不通而为肿，在男子为阳痿、为精闭，在女子则为闭经、为不孕。盖火能生土，土能制水，故温阳化气，实乃治阴水浮肿、宫寒不孕之要法。本案女子不孕，又见畏寒神疲、四肢不温、舌胖苔滑、脉沉无力等阴盛阳衰、土不制水之象，故治以真武汤益火回阳，化气行水，从而有助受孕。

3. 头风案

唐某，男，57 岁。患者原是八路军某连指战员，抗战时与敌英勇奋战，不幸头顶被砍伤，当即昏迷，经抬往战地医院抢救，三天后才复苏，而后留有脑震荡后遗症。每疲劳或感冒即发作，整个头部犹如刀劈般疼痛，双目难以睁开，卧床烦躁，呻吟不休。当病发时，均需住院治疗月余始逐渐缓解。患者于 1961 年病复发，即住某医院，治疗罔效，自动出院，请中医诊治，服中药二十余剂，病势反为增剧，邀我往诊。症见患者面壁侧卧，畏光，怕烦，身不敢动，稍动则头痛剧烈，面色黯淡，双目红肿，血丝夺睛，尤以右目牵引脑部疼痛为甚，舌苔黄腻而润滑，口不渴，小便短，脉象沉细。参阅前医方药，均系滋阴养肝、补血、息风安神之剂，如"杞菊地黄丸"、"归芍地黄丸"、

"一贯煎"等加减，所加用过的药物如钩藤、石决明、女贞、蔓荆子、桑叶、僵蚕、天麻、羚羊角等，头痛不减。[来春茂医案：云南中医学院学报，1979，（1）：43]

（1）诊断 真武汤证。

（2）分析与辨证 前医用滋阴养肝、补血、息风安神之剂，似无可厚非。然结合脉证及所服用方药反应来看，当属阳虚气滞，升降失职。头为诸阳之会，阳虚气弱，水气上逆，头窍失煦，脑络失养，则头痛如劈。正如《素问·五脏生成》所说："头痛巅疾，下虚上实，过在足少阴、巨阳，甚则入肾。"用真武汤以温阳化气，固本御邪，待阳回水化，清窍得煦，则头痛当愈。

（3）立法处方

治法：温阳化气，通经止痛。

处方：真武汤加味。

黄附片 30 克（开水先煎 1 小时），茯苓 15 克，白芍 12 克，白术 10 克，生姜 15 克，细辛 3 克。

嘱服 1 剂。翌日复诊头痛减半，目能睁。续服 1 剂，头痛已止，目赤肿渐退。因病程日久，阳虚气弱，细辛易为潞党参 30 克（即真武汤合附子汤）以温经扶阳，固本御邪。守方治疗约一月，每服 1 剂，症状均有明显改善，总计服药 24 剂，精神焕发，食欲旺盛，病已痊愈。患者每感小恙均来门诊，观察至今（1978 年 8 月）已 17 年，头痛未发。

（4）相关知识 头痛如劈，日久不愈，属"头风"范畴，乃肝风内动之证。《素问·至真要大论》云："诸风掉眩，皆属于肝。"盖水能生木，水旺则木茂，水少则木枯，水淫则木浸。本案属于脾肾阳虚，水气内停，水邪淫则浸木，入于经则头痛如劈。用真武汤温以化气，气化则阳通，阳通则水行，水行则经利，经利则头痛自止矣。

（二）方源与拓展应用

1. 方源

太阳病发汗，汗出不解，其人仍发热，心下悸，头眩，身𝄞动，振振欲擗地者，真武汤主之。（82）

少阴病，二三日不已，至四五日，腹痛，小便不利，四肢沉重疼痛，自下利者，此为有水气。其人或咳，或小便利，或下利，或呕者，真武汤主之。（316）

真武汤方：

茯苓三两 芍药三两 白术二两 生姜三两（切） 附子一枚（炮，去皮，破八片）

上五味，以水八升，煮取三升，去滓，温服七合，日三服。若咳者，加五味子半升、细辛一两、干姜一两；若小便利者，去茯苓；若下利者，去芍药，加干姜二两；若呕者，去附子，加生姜，足前为半斤。

2. 应用

真武汤功能温阳散寒，化气行水。《伤寒论》以之治疗脾肾阳虚而饮邪走窜经脉或泛溢三焦内外之证。本方运用要点在于阳虚与饮停并存，在病位方面，以肾为主，兼及心脾，运用当中应抓住阳虚水气不化的病机，以及发热、恶寒、肢体浮肿、心悸、眩晕等主要症状，可广泛用于呼吸系统、循环系统、泌尿系统、生殖系统等多种疾病，如慢性支气管炎、哮喘、肺心病、风心病、心力衰竭、慢性胃肠炎、肝炎、肝硬化、各种贫血、慢性肾炎、慢性肾盂肾炎、肾病综合征、癫痫、脑震荡后遗症等属于阳气虚水气内停者。

三、附子汤证

（一）实训医案

1. 少阴经寒案

陈某，男，30岁。初受外感，咳嗽愈后，但觉精神萎靡，食欲不振，微怕冷，偶感四肢腰背酸痛。自认为病后元气未复，未即就医治，拖延十余日，天天如是，甚感不适，始来就诊。脉象沉细，面色苍白，舌滑无苔。（俞长荣医案：《伤寒论汇要分析》，1985.152）

（1）诊断　附子汤证。

（2）分析与辨证　病由外感，咳嗽恶寒等症愈后，现精神萎靡、食欲不振、脉沉细、舌滑无苔，当为正虚阳气不支、寒湿为患。背为督脉及足太阳膀胱经循行部位，督脉为诸阳之海，少阴阳虚，失于温养，阳气不用，故见四肢腰背酸痛。

（3）立法处方

治法：温经散寒，除湿止痛。

处方：附子汤。

炮附子9克，白术12克，党参9克，白芍6克，茯苓9克。水煎二次温服。

服1剂后，诸症略减，次日复诊，嘱按原方继服2剂。过数日，于途中遇见，病者愉快告云：前后服药3剂，诸症悉愈，现已下田耕种。

（4）相关知识　本案其实为太阳、少阴两感证，前治太阳证愈，但遗留少阴证不去，临床上感冒后遗所见，以少阴寒证为多，本案之所以用附子汤治疗，其主要关键是出现了四肢腰背酸痛，因为附子汤是治疗寒湿凝滞经脉疼痛之有效方剂。

2. 胸痹案

唐某，男，51岁，1980年6月24日入院治疗。平素伏案少动，经常熬夜，长期失眠。血压持续在（170～190）/（100～120）mmHg之间。1979年冬季以来，常阵发心前区刺痛。1980年5月20日，因劳累过度，情志不舒，骤发胸背剧痛，大汗淋漓，面色苍白，四肢厥冷，手足青紫，处于昏迷状态。急送某院诊以心肌梗死，经吸氧、输液等抢救措施，3日后脱险。但仍神志模糊，稍一劳累，心绞痛即发作，于1980年6月24日，入我院住院用中药治疗。先后用活血化瘀、祛湿化痰、育阴潜阳等法治之，症状时轻时重。6月26日突发心绞痛，症见：面色青黄，剧痛难忍，背冷恶寒，汗出不止，四肢发凉，指端青紫，舌淡苔白多津，脉沉细。[唐祖宣医案：中医杂志，1981，（11）：39]

（1）诊断　附子汤证。

（2）分析与辨证　本案表现为胸痹证，为胸阳不振，阴寒内盛所致，尤以背恶寒症状突出，符合"少阴病，得之一二日，口中和，其背恶寒者，当灸之，附子汤主之"，治当以温少阴经之寒为法。

（3）立法处方

治法：温阳通痹，散寒胜湿。

处方：附子汤加味。

红参、炮附子各 10 克，白术、川芎各 15 克，白芍、茯苓、薤白各 30 克。急煎频服。

服药须臾，汗止，精神好转，疼痛减轻。2 剂后背冷减轻，疼痛消失。以上方继服40 剂，心绞痛未再发作，背冷消失，血压稳定在（140～150）/（90～100）mmHg 之间，能上班工作。

（4）相关知识　"背恶寒"一症，具有辨证意义，临床注意与太阳表证、阳明热证相鉴别。太阳表证之恶寒，以全身为主，伴有表证；阳明热证（白虎加人参汤证）的"背微恶寒"，为阳明热盛、津气两伤所致，故症见身热、大汗出、口燥等；少阴阳虚的背恶寒，乃因少阴阳虚，寒湿凝滞，症见无热恶寒、口中和等，其背恶寒的程度比前者重，甚则现"背寒冷如掌大"。

（二）方源与拓展应用

1. 方源

少阴病，得之一二日，口中和，其背恶寒者，当灸之，附子汤主之。(304)

少阴病，身体痛，手足寒，骨节痛，脉沉者，附子汤主之。(305)

附子汤方：

附子二枚（炮，去皮，破八片）　茯苓三两　人参二两　白术四两　芍药三两

上五味，以水八升，煮取三升，去滓，温服一升，日三服。

2. 应用

附子汤临床可辨证用于寒湿凝滞之风湿性、类风湿性关节炎，肾阳虚的尿闭、遗尿，心阳不振之心悸、怔忡，冠心病之背恶寒，脾肾阳虚之水肿，胃下垂，内耳眩晕症，血管神经性水肿，阳虚寒盛的子宫下垂，妊娠腹部冷痛，滑精等症。

四、吴茱萸汤证

（一）实训医案

1. 呕吐不止案

杨某，男，42 岁。偶尔食不适即呕吐，吐出未经消化之食物及夹杂不少黏沫，吐出量并不多，如此延续了将近十年。近一年来病情加重，发展为每日饭后隔一至二小时，即频频呕吐不休，天气寒冷时尤其严重。曾用止呕和胃健胃等药品，未曾获效。现

手足厥逆，消化迟滞，脉沉而迟。（赵明锐医案：《经方发挥》，1982，144－145）

（1）诊断　吴茱萸汤证。

（2）分析与辨证　本案患者呕吐近十年，参其症状：偶食不适即发、天气寒冷尤甚、呕吐物为未完全消化之食物夹杂不少黏沫等，当辨为虚寒性呕吐，病位在胃。至于四逆一证，不必尽属少阴虚衰；若寒痰水饮停聚，阻遏气机，阴阳气不相顺接，即可出现手足厥逆。综合脉证，故辨为中阳虚衰，寒湿犯胃，胃气上逆。

（3）立法处方

治法：温胃散寒，降逆止呕。

处方：吴茱萸汤。

吴茱萸 12 克，人参 6 克，生姜 30 克，大枣 5 枚。

服 3 剂后呕吐减十分之五六。继服 7 剂呕吐又复发到原来的程度，经询问情况才知道因当时未能找到生姜而以腌姜代替，不仅无效反而又使病情反复。后配以生姜再进 4 剂，呕吐减十分之七八，饮食增加，手足厥逆好转。宗此方化裁，共服二十余剂，呕吐停止，观察一年来，未见复发。

（4）相关知识　吴茱萸汤证在《伤寒论》中凡三见：阳明病篇 243 条谓虚寒而呕吐，常伴有脘腹满闷不适，喜温喜按，甚则胃脘冷痛，呕吐涎沫，舌淡苔白等症；少阴病篇 309 条是因阳虚阴盛，寒浊上犯而呕吐；厥阴病篇第 378 条乃因肝胃虚寒，寒饮浊气上逆而致。三者虽然见症不同，但胃阳虚衰、浊阴上逆的病机则一，正因如此，三证之中皆有呕吐一症，故取吴茱萸汤通治。此外，对于呕吐重症，临证须多加生姜，甚至可以捣生姜汁兑服，以加强降逆止呕之功，慎不可以干姜、炮姜之属代之。

2. 胃脘痛案

某女，32 岁。主诉胃脘疼痛，多吐涎水而心烦。舌质淡嫩，苔水滑，脉弦无力。初以为胃中有寒而心阳不足，投以桂枝甘草汤加木香、砂仁无效。再询其证，有烦躁夜甚，涌吐清涎绵绵不绝，且头额作痛。（刘渡舟医案：《经方临证指南》，1993.124）

（1）诊断　吴茱萸汤证。

（2）分析与辨证　本案症见胃脘疼痛而伴有呕吐清涎，脉弦无力，舌淡嫩，苔水滑，为肝胃虚寒夹饮之证候。其呕吐清涎且头额作痛，正符合 378 条"干呕吐涎沫，头痛者，吴茱萸汤主之"。并且本案症见烦躁夜甚，此烦躁为阴阳交争之征象，因夜半阳气弱而阴气渐生故夜甚，此正符合 309 条之"烦躁欲死者"。综上，本证辨为肝胃虚寒夹饮，可选用吴茱萸汤。

（3）立法处方

治法：暖肝散寒，温胃化饮。

处方：吴茱萸汤。

吴茱萸 9g，生姜 15g，党参 12g，大枣 12 枚。

服 3 剂后，诸症皆消。

（4）相关知识　运用经方，贵在抓住病机，吴茱萸汤证病机为中焦胃寒，因此，凡是胃寒病症，无论出现在何种疾病中，也无论是呕吐或是胃痛，皆可使用吴茱萸汤治疗。

（二）方源与拓展应用

1. 方源

食后欲呕，属阳明也，吴茱萸汤主之。得汤反剧者，属上焦也。（243）

少阴病，吐利，手足逆冷，烦躁欲死者，吴茱萸汤主之。（309）

干呕吐涎沫，头痛者，吴茱萸汤主之。（378）

吴茱萸一升（洗） 人参三两 生姜六两（切） 大枣十二枚（擘）

上四味，以水七升，煮取二升，去滓，温服七合，日三服。

2. 应用

吴茱萸汤主要用于治疗肝寒犯胃、浊阴上逆的呕吐、头痛等证。临床常用其治疗如急慢性胃肠炎、慢性胃溃疡、神经性呕吐、幽门痉挛、神经性头痛、梅尼埃综合征、高血压病、心脏病、肝炎、疝痛等，证属肝胃虚寒，浊阴上逆者。若呕吐重者，可加陈皮、半夏等；下利重者，可加茯苓、扁豆等；腹胀满者，可加砂仁、厚朴等；饥饿疼痛兼吐酸者，可加白芍、炙甘草、煅瓦楞子等；头痛较重者，可加川芎、白芷等；疝痛较重者，可加干姜、小茴香等。

五、黄连阿胶汤证

（一）实训医案

1. 失眠案

李某，男，49岁。患失眠已两年，西医按神经衰弱治疗，曾服多种镇静安眠药物，收效不显。自诉：入夜则心烦神乱，辗转反侧，不能成寐。烦甚时必须立即跑到空旷无人之地大声喊叫，方觉舒畅。询问其病由，素喜深夜工作，疲劳至极时，为提神醒脑，常饮浓厚咖啡，习惯成自然，致入夜则精神兴奋不能成寐，昼则头目昏沉，萎靡不振。视其舌光红无苔，舌尖宛如草莓之状红艳，格外醒目，切其脉弦细而数。（刘渡舟医案：《刘渡舟临证验案精选》，1996.40）

（1）诊断 黄连阿胶汤证。

（2）分析与辨证 本案患者入夜则心烦神乱，不能成寐，乃心火不能下交于肾而独亢于上所致。又过饮浓厚咖啡，助火伤阴，使火愈亢，阴愈亏。舌光红无苔，脉弦细而数，乃一派火盛水亏之象。故治以滋阴清热，交通心肾。

（3）立法处方

治法：滋阴清热，交通心肾。

处方：黄连阿胶汤。

黄连12克，黄芩6克，阿胶10克（烊化），白芍12克，鸡子黄2枚（冲）。

此方服至3剂，便能安然入睡，心神烦乱不发，续服3剂，不寐之疾从此而愈。

（4）相关知识 本方与栀子豉汤证皆有心烦不得眠，但治则不同。栀子豉汤为无形热邪郁扰胸膈，无阴虚之象；而黄连阿胶汤主治之失眠为每当夜晚阳入阴时，表现更为明显，多伴有口燥咽干、小便黄赤、舌红或绛而少苔、脉细而数等阴虚火旺、心肾不交之症。另外，本方煎煮时当注意两点：一是阿胶不可入群药煎煮，当烊化顿服；二是鸡子黄应在汤液煎好后去滓纳入，稍加搅拌，呈悬浊液而服用，切不可将鸡子黄与药同煎或将鸡子黄煮熟放入，将失仲景用药之妙。

2. 笑不休案

于某，女，73岁，1990年3月2日诊。无故大笑不止7天，非但开口即笑，独处亦笑，影响饮食及睡眠。西医诊断为脑动脉硬化。服药不效，邀余诊治。症状如前，面部潮红，舌红无苔，脉细数。［张云医案：河北中医，1992，（3）：27］

（1）诊断　黄连阿胶汤证。

（2）分析与辨证　本案为阴虚火旺、肾阴虚心火亢之证。大笑不止，乃心火旺盛；面部潮红、舌红少苔，为肾阴不足。此为心肾不交之证。治当滋水清热，交通心肾，乃为本病治疗之肯綮。

（3）立法处方

治法：滋阴清热，交通心肾。

处方：黄连阿胶汤加味。

黄连10克，黄芩12克，阿胶15克（烊化），白芍30克，鸡子黄2枚（冲），夜交藤50克，生龙牡60克。

2剂笑止。随访年余，未见复发。

（4）相关知识　黄连阿胶汤方中取黄连、黄芩苦泻心火，可引亢逆之心火下达肾水；另有阿胶、鸡子黄血肉有情之品补心肾之阴；此外芍药既可助泻下，又可化阴，联系双方以为纽带。诸药共奏滋阴降火、交合安神之功。

（二）方源与拓展应用

1. 方源

少阴病，得之二三日以上，心中烦，不得卧，黄连阿胶汤主之。（303）

黄连阿胶汤方：

黄连四两　黄芩二两　芍药二两　鸡子黄二枚　阿胶三两（一云三挺）

上五味，以水六升，先煮三物，取二升，去滓，内胶烊尽，小冷，内鸡子黄，搅令相得，温服七合，日三服。

2. 应用

本方以苦寒为主，配以甘酸咸寒，清降心火，滋养肾水，被后世称为泻南补北之方。历代医家遵仲景之旨，多有发挥。如李中梓用以治疗温毒下利脓血，少阴烦躁不得卧者；吴鞠通则将本方用于少阴温病，见"真阴欲竭，壮火复炽，心中烦不得卧者"。现代临床多用于神经衰弱、口腔溃疡、痢疾等属阴虚火旺者，治久咳、久利属阴亏者。所治病证虽多，而在病机方面，必求心火亢盛，肾阴亏虚之真谛；辨证之中，症状虽繁，而口干、舌红少苔、脉细数等症，十分关键。

第二节 少阴病兼变证

一、麻黄细辛附子汤证

(一) 实训医案

1. 太阳少阴两感案

一女，虽值豆蔻之龄，但自诉其免疫力差，素易感冒。2007 年 9 月的一天，又患感冒，头痛、低热 (体温 37.4℃)、鼻流清涕、声重，微汗出、恶寒，乏力，心烦，食后胃中胀满。舌质淡嫩，脉沉细。问起本次感冒原因，为前夜娱乐唱歌至凌晨 2 点，回家途中受风寒所致。该女生活极不规律，经常熬夜，拒吃早饭。综合辨之，虽有心烦胃满，仍当先行解表，开桂枝汤原方 4 剂。岂料，服 2 剂后患者即复诊，云其服药后心烦更甚，影响睡眠，要求换药。再细察其证，仍有微汗出、恶寒、喷嚏流涕，舌脉如前。[陈明医案：国医论坛，2013，(2)：16]

(1) **诊断** 麻黄细辛附子汤证。

(2) **分析与辨证** 本案用桂枝汤不效，反增烦躁，是因为患者体质素弱，乏力、舌淡、脉沉细等少阴阳虚之证被忽视，实为太阳、少阴两感证，因外邪较甚，病重药轻，桂枝汤不但不足以祛除邪气，反而激惹邪气势力，故而服后发烦，《伤寒论》第 24 条曾明示："太阳病，初服桂枝汤，反烦不解者，先刺风池、风府，却与桂枝汤则愈。"所以，其治当太阳、少阴同治。

(3) **立法处方**

治法：解太阳表邪，温少阴里虚。

处方：炮附子 10 克，细辛 6 克，麻黄 3 克，桂枝 10 克，白芍 10 克，生姜 3 克，大枣 4 克。

又服 2 剂，外感及少阴虚症状若失，为巩固计，续服本方加陈皮 10 克、苏梗 10 克，3 剂，以扶阳固表，并除胃中胀满。

(4) **相关知识** 本案为太少两感证，多见于体质虚弱、阳虚气衰之人外感时，该种人群免疫力低下，极易感冒，麻辛附子汤为首选之方，当然汗出者，可以合桂枝汤使用，汗出较多者，亦可以去麻黄，易桂枝。对太少两感证而言，当灵活应用麻黄细辛附子汤，可视太阳中风、伤寒之不同，区别使用桂枝与麻黄，有麻黄细辛附子汤证，亦当有桂枝细辛附子汤证 。一用于表实之太少两感，一用于表虚之太少两感。

2. 少阴感寒案

宿某，男，86 岁。1980 年 6 月 17 日就诊。病已七八日，头疼身痛，但寒无热，流涕喷嚏，微咳不渴，纳谷不香，大便秘，小便清，曾服解热止痛片，汗虽出而症不减，查见舌质淡，脉沉细，体温 39℃，诊为少阴表证。 [田仁德医案：山东中医杂志，1984，(2)：41]

（1）诊断　麻黄细辛附子汤证。

（2）分析与辨证　病已七八日，伴大便秘结，当辨表里虚实。《伤寒论》第56条云："伤寒，不大便六七日，头痛有热者，与承气汤。其小便清者，知不在里，仍在表也，当须发汗。"参头疼身痛、恶寒等症，可知本案病仍在表，治当发汗。但其但寒无热，则"病发于阴"，且流涕喷嚏、舌质淡、脉沉细，故可辨为少阴伤寒。

（3）立法处方

治法：温经解表。

处方：麻黄细辛附子汤。

生麻黄6克，制附子6克，细辛3克。水煎服。

一剂诸症悉平。

（4）相关知识　汗法是解除表证的重要治则，但临证当辨虚实夹杂，分峻汗、小汗、发汗兼温化水饮、发汗兼清里热、扶正发汗等治法之不同，临证处方当辨证使用麻黄剂、桂枝剂、桂麻各半剂、小青龙剂、古今录验续命汤等，以求祛邪而不伤正。

（二）方源与拓展应用

1. 方源

少阴病，始得之，反发热，脉沉者，麻黄细辛附子汤主之。（301）

麻黄细辛附子汤方：

麻黄二两（去节）　细辛二两　附子一枚（炮，去皮，破八片）

上三味，以水一斗，先煮麻黄，减二升，去上沫，内诸药，煮取三升，去滓，温服一升，日三服。

2. 应用

南京中医药大学陈亦人教授谓："该方主要作用是温经通阳，不但温阳散寒，而且温经除痹。临床运用的范围很广，并不限于少阴兼表证，也不一定有发热。反复发作的风寒头痛、风寒齿痛、关节痛、嗜睡症等使用本方均有良效。"（《伤寒论求是》）现代医家多将此方用于：肾阳素虚兼外感风寒；大寒犯肾，暴哑咽痛；素体阳虚复感风寒之久咳；阳虚火衰的癃闭；冷风头痛，风寒齿痛；心阳不振的嗜睡；病态窦房结综合征，窦性心动过缓，肺心病心衰；肾病综合征，慢性肾炎急性发作属阳虚夹表者；阳虚型三叉神经痛；阳虚导致之涕泪不止；突然感寒导致的缩阴证等。

纵观上述证治范围，似属庞杂，然则若能提携风寒在表、少阴阳虚纲领，并从风寒在表，联系肺卫失宣，则本方治疗诸疾，自可了然。对于各种痛证、麻痹，病因病机种种不一，其中寒邪阻滞，阳气虚损者不少。由于本方温阳散寒，通彻内外，并有较强的镇痛作用，但凡化裁得当，用之多能得心应手。

二、四逆散证

（一）实训医案

1. 气厥案

陈某，男，35岁。开始发冷发热，头疼身痛，自以为感冒风寒，自服草药后，症状稍减，继则腹痛肢厥，嗜卧懒言，症状逐渐增剧，邀余诊治。诊脉微细欲绝，重按有点细数。但欲寐，四肢厥冷至肘膝，大便溏而色青，小便短赤，面赤，当脐腹痛，阵发性发作，痛剧时满床打滚，痛停时则闭目僵卧，呼之不应，如欲寐之状。每小时发作五六次，不欲衣被，也不饮汤水。前医认为少阴寒证，投真武汤加川椒，服后无变化。余沉思良久，不敢下药，又重按病人脐部，见其面色有痛苦状，问之不答。综合以上脉证，诊为热邪内陷，热厥腹痛。（汪其浩医案：《伤寒论方医案选编》，1981.260）

（1）诊断 四逆散证。

（2）分析与辨证 本案病人腹痛、肢厥、便溏、但欲寐、脉微细，颇似少阴虚寒证，但虽形寒却不欲衣被，脉象重按细数，乃真热假寒也。《伤寒论》云："身大寒，反不欲近衣者，寒在皮肤，热在骨髓也。"本案所现，乃阳气郁遏于里，不达于外所致，正所谓"热深厥亦深，热微厥亦微"也。四逆散通利少阴之枢，畅达阳郁。俾气机畅利，阳气布护周身，则腹痛肢厥等寒症自愈。

（3）立法处方

治法：舒畅气机，透达阳郁。

处方：四逆散加味。

柴胡9克，白芍18克，枳壳9克，炙甘草4.5克，鲜葱头3枚。水煎服。

复诊：上方服后痛减，脉起肢温，面赤消，便溏止，小便通。病人自诉脐部仍胀痛，似有一物堵塞，诊脉细、重按有力。为热结在里，处大柴胡汤。服后大便通，胀痛如失。

（4）相关知识 四逆之证，在《伤寒论》中又称为"厥"，即"手足逆冷是也"，其机为"阴阳气不相顺接"。即谓生理情况下，人体阴阳之气相互协调，互相维系，互根互用；病理情况下，因阴阳盛衰，气机郁闭，以致阴阳气不相顺接，不顺在逆，不接在离。若寒邪内盛，阳气衰微，阳气不能畅达四末，则成寒厥。如热邪亢盛，阳气被遏，不能通达于四末，则成热厥。若水饮内停，阳气被遏，阳气不达四末而厥者，称为水厥。凡此种种，四逆一症虽同，其病机则有寒热虚实之分，临床当辨证处方，勿犯虚虚实实之戒。

2. 便秘案

傅某，男，28岁，1986年3月10日就诊。大便干燥如羊屎，近一年，2～3日1行。脘腹胀满疼痛，两手发凉，舌红，苔薄黄，脉弦数。[安少先医案：陕西中医，1993，（7）：324]

（1）诊断 四逆散证。

（2）分析与辨证 大便干如羊屎，脘腹胀满疼痛，似阳明之实证，然患者两手发凉、脉弦，又非阳明之征，实为阳气郁遏于里，不得外达所致，属于"气秘"范畴。治宜理气通阳，润肠通便，投四逆散。

（3）立法处方

治法：理气通阳。

处方：四逆散加味。

柴胡 12 克，枳实、白芍、薤白各 9 克，火麻仁 30 克，甘草 3 克。

服 4 剂便通如常。

（4）相关知识　本案古谓"气秘"，由阳气郁结、气滞不达、大肠传导迟滞所致。本案辨证关键是两手发凉，脉弦。《类证活人书》认为"手足冷而便秘，小便赤"是"阳证似阴之候"。用四逆散疏达郁遏之阳气，通畅气机，可谓切中病机，又加薤白、火麻仁以增润燥通便之功。

（二）方源与拓展应用

1. 方源

少阴病，四逆，其人或咳，或悸，或小便不利，或腹中痛，或泄利下重者，四逆散主之。（318）

四逆散方：

甘草（炙）　枳实（破，水渍，炙干）　柴胡　芍药

上四味，各十分，捣筛，白饮和服方寸匕，日三服。咳者，加五味子、干姜各五分，并主下利；悸者，加桂枝五分；小便不利者，加茯苓五分；腹中痛者，加附子一枚，炮令坼；泄利下重者，先以水五升，煮薤白三升，煮取三升，去滓，以散三方寸匕内汤中，煮取一升半，分温再服。

2. 应用

四逆散具有疏肝和胃、透达郁阳之功，为临床治疗肝气郁滞，调和肝脾（胃）的祖方。临床化裁可广泛用于消化系疾病，如各种肝炎、胆囊炎、胰腺炎、胃炎、胃溃疡等。另外肝藏血，其经脉走少腹、绕阴器，肝经又与冲脉相连，因此许多妇科疾病与肝郁气滞有关。故本方亦常用于治疗妇科疾病，如月经不调、痛经、经前乳房胀痛、输卵管阻塞、慢性附件炎、慢性盆腔炎等。因本方具有良好的疏肝理气、缓急止痛作用，故还可治疗许多杂证，如血精证、不射精证、阳痿、阳缩、膈肌痉挛、冠心病、癔病性失语、血管神经性头痛等。

复习思考题

1. 四逆汤与四逆散均可治疗"四逆"证，临床如何鉴别使用？

2. 真武汤与附子汤药物组成仅一味药之差，其主治病证有何不同？

3. 吴茱萸汤证在《伤寒论》中凡三见，为什么不同的疾病可以使用相同的方剂治疗？

4. 试述黄连阿胶汤证的病机、病证、治法及药物配伍特点。

5. 黄连阿胶汤所治病证属于虚证还是实证？

6. 麻黄细辛附子汤的运用特点如何？

7. 试结合麻黄汤、桂枝麻黄各半汤、桂枝二越婢一汤、桂枝汤、桂枝人参汤、麻黄细辛附子汤、麻黄附子甘草汤证治要点，谈谈解表法的临床应用。

第七单元　厥阴病证

【实训内容】

厥阴病的辨证提纲及各证型的基本病机、证候特点、治则治法、方剂运用。

【实训要求】

1. 依据病案分析，熟悉厥阴病病因病机及发病特点。
2. 通过审察乌梅丸证的发病特点，理解"厥阴病提纲证"的含义。
3. 通过有关病案，掌握厥阴病的辨证要点。
4. 掌握乌梅丸证、当归四逆汤证及当归四逆加吴茱萸生姜汤证、白头翁汤证的病机、临床特点、治法及运用技巧。

【重点与难点】

证候之间的鉴别要点及临床意义。

【实训方法】

1. 利用多媒体演示相关临床表现。
2. 找志愿者模拟标准化病人演示有关内容。
3. 安排学生分组练习，分别作为医生或患者，学习有关实践内容，如病情陈述、临床信息采集等。
4. 通过分析病情，掌握辨证论治的基本方法。

第一节　寒热错杂证

乌梅丸证

（一）实训医案

1. 蛔厥案

刘某，女，50 岁。1983 年 3 月 18 日入院。患者曾有"蛔厥吐蛔史"，每因多食油腻之物则突发右上腹部疼痛。此次发病，因食奶油夹心饼干后约十余分钟突发右上腹部剧烈疼痛，门诊以胆囊炎、胆石症收住院。自述右胁下及胃脘部疼痛难忍，其痛剧时如顶如钻，且痛往右肩背部放散，伴恶心呕吐，痛剧时腹部拒按，痛缓时触诊腹部平软。入院后经禁食、电针及予阿托品、654－2、普鲁本辛、杜冷丁等解痉镇痛法治疗 48 小时，疼痛仍昼夜不减，痛作更剧频。查白细胞总数 6.3×10^9/L，中性 0.74，血淀粉酶 153 单位，尿淀粉酶 384 单位，B 型超声肝胆未见异常图像，故胆石症、胰腺炎之诊断可除外。痛发剧时诊脉乍大乍小，手足冷，冷汗出，舌质淡，黄薄润苔。（龚志贤医案：《伤寒名医验案精选》，1998.487）

（1）诊断　乌梅丸证。

（2）分析与辨证　患者曾有"蛔厥吐蛔史"，每因多食油腻之物则突发右上腹部疼痛，此为乌梅丸证的重要辨证依据。蛔虫上窜胆道，则右胁下及胃脘部疼痛难忍，其痛剧时如顶如钻，甚则导致气机逆乱，阴阳气不相顺接，出现"脉乍大乍小，手足冷，冷汗出"的表现。证属胃热肠寒，蛔虫内扰之蛔厥证。

（3）立法处方

治法：温脏安蛔。

处方：乌梅丸改汤加味。

乌梅 15 克，桂枝 10 克，细辛 5 克，炒川椒 5 克，黄连 10 克，黄柏 10 克，干姜 10 克，党参 12 克，当归 10 克，制附片 12 克（先煎 1 小时），川楝 12 克，槟榔片 12 克，使君肉 9 克。急煎，日 2 剂，分 4 次温服。

服药后第二日疼痛已缓，仍日 2 剂，服依前法。第三日上午，大便解出死虫一条，疼痛完全缓解。投以疏肝理气、健脾和胃之剂善后。

（4）相关知识　注意本案要与胆囊炎、胆石症相鉴别。本案为胃热肠寒，蛔虫上窜胆道所致之蛔厥证。治以温脏安蛔之剂，投以乌梅汤加杀虫之川楝、槟榔、使君子等品，俟虫退出胆道则其痛立缓，厥逆自回。

2. 久泻案

王某，男，47 岁。慢性腹泻已 3 年，常有黏液便，大便日 3~5 次，常有不消化之物。大便化验有少量白细胞，于某医院乙状结肠镜检查为肠黏膜充血、肥厚；钡餐检查，有慢性胃炎。近年来腹泻加重，纳呆，腹胀，体重下降十余斤。半年来，心悸渐加重，伴有疲乏无力，查心电图为频发性室性早搏，有时呈二联、三联律，服西药及中药活血化瘀之剂未效。脉沉细而结，舌尖边略红，苔灰。［蒲辅周医案：中医杂志，1982，(1)：50］

（1）诊断　乌梅丸证。

（2）分析与辨证　患者慢性腹泻3年，可诊断为乌梅丸之"久利证"。常有黏液便，大便日3~5次，夹有不消化之物，为下焦阳虚，滑脱失禁。近来心悸渐加重，服西药及中药活血化瘀之剂未效，提示非心脉瘀阻，乃下焦邪气上犯于心。

（3）立法处方

治法：涩肠止利。

处方：乌梅丸改汤加味。

乌梅3枚，花椒4.5克，黄连6克，干姜4.5克，黄柏6克，细辛3克，党参9克，当归6克，桂枝6克，制附片6克，炙远志4.5克。

服5剂药后，食欲大振，大便次数减少，黏液消失，心悸减轻，睡眠亦见好转。又服7剂，大便已成形，每日1次，复查心电图亦转正常。随访2年余，未再犯病。

（4）相关知识　《伤寒论》之厥阴病提纲第326条云："厥阴之为病……气上撞心，心中疼热"，似可理解为厥阴心包之为病。又第338条谓：乌梅丸"又主久利"。本例用乌梅汤治愈慢性腹泻，心悸亦渐消失。可见《伤寒论》之六经辨证虽主要言外感热病，然其论脏腑病之理法方药规律，杂病亦可借鉴。

（二）方源与拓展应用

1. 方源

厥阴之为病，消渴，气上撞心，心中疼热，饥而不欲食，食则吐蛔，下之利不止。(326)

伤寒脉微而厥，至七八日肤冷，其人躁无暂安时者，此为脏厥，非蛔厥也。蛔厥者，其人当吐蛔。今病者静，而复时烦者，此为脏寒，蛔上入其膈，故烦，须臾复止，得食而呕，又烦者，蛔闻食臭出，其人常自吐蛔。蛔厥者，乌梅丸主之。又主久利。(338)

乌梅丸方：

乌梅三百枚　细辛六两　干姜十两　黄连十六两　当归四两　附子六两（炮，去皮）　蜀椒四两（出汗）　桂枝六两（去皮）　人参六两　黄柏六两

上十味，异捣筛，合治之，以苦酒渍乌梅一宿，去核，蒸之五斗米下，饭熟捣成泥，和药令相得，内臼中，与蜜杵二千下，丸如梧桐子大，先食饮服十丸，日三服，稍加至二十丸。禁生冷、滑物、臭食等。

2. 应用

临床常运用本方治疗上热下寒、蛔虫内扰所致的蛔虫性肠梗阻、胆道蛔虫症等，又因本方寒温互用，攻补兼施，故又可用于寒热错杂之久利证，如慢性痢疾、慢性结肠炎等。此外，本方亦是治厥阴病寒热错杂之主方。

第二节 寒 证

当归四逆汤及当归四逆加吴茱萸生姜汤证

（一）实训医案

1. 血厥案

田某，女，29 岁。1965 年 5 月 25 日初诊。手、肘疼痛麻木、沉重半月余。于产后十余日因凉水洗涤而起，新卧起时痛甚，约活动一小时后即减轻，而麻木、沉重持续存在，近日来虽活动痛亦不减，以右侧为重，影响操作。诊见面色乏华，舌苔薄白，脉象细迟，余无异常。（周可医案：《伤寒名医验案精选》，1998.501）

（1）诊断　当归四逆汤证。

（2）分析与辨证　此证系新产血虚，寒湿侵袭肌肤经脉，阻碍营卫气血运行而致。面色乏华，舌苔薄白，脉象细迟，为血虚寒凝之象。

（3）立法处方

治法：养血和血，温经散寒。

处方：当归四逆汤。

当归、桂枝、酒炒白芍各 9 克，细辛 1.8 克，通草 4.5 克，甘草 6 克，大枣 3 枚，生姜 3 克。

至 5 月 31 日服药 4 剂，疼痛明显好转，因故停药两天，痛又加重。续予原方，早晚各服 1 剂。服至 6 月 4 日疼痛基本消失，麻木、沉重减轻过半，脉象仍现细迟。原方加薏苡仁 12 克、黄芪 9 克（仿当归补血汤意），服法如上。至 6 月 7 日症状消失，色脉好转。续服 4 剂，健康状况一切如常。

（4）相关知识　新产血虚，凉水洗面感寒，显为血虚受寒，经脉凝涩，而出现手、肘疼痛麻木、沉重，当归四逆汤最为相宜。

2. 闭经案

陈某，女，40 岁。月经一向后至，量少，色暗红，近停经已四月。初疑为受孕，但历时许久未见腹中动静，且常觉少腹疼痛，知为经闭而非妊娠，故来就医。近十余日少腹疼痛逐渐加剧，初只在夜间痛，现昼夜均痛。其痛绵绵，每日有三至五次加剧。常感胃脘痞闷，口涎增多，时时欲呕，肢末常冷，面色苍白，唇及眼睑下呈暗紫色。舌苔白滑，脉象虚涩。（俞长荣医案：《伤寒论汇要分析》，1964.167）

（1）诊断　当归四逆加吴茱萸生姜汤证。

（2）分析与辨证　经闭、腹痛、唇暗、肢冷，系血虚寒凝经闭之象。夫气血来源于中焦，而胃脘痞闷，口涎增多，则知中焦有寒，因不能鼓舞气血化生，故诸症缠绵不休，日且益进。证属寒阻中焦，气血凝滞。

（3）立法处方

治法：温运中阳，通调气血。

处方：当归四逆加吴茱萸生姜汤。

当归9克，酒杭芍6克，桂枝9克，木通9克，半夏9克，生姜9克，吴茱萸6克，炙甘草6克，细辛2克，大枣3枚。

3剂，隔日服1剂。只服此3剂，月经即潮。

（4）相关知识　素体血虚，复因寒邪凝滞，气血运行不畅，四肢失于温养而致血虚寒凝证。根据寒凝部位不同，可有不同见证。如寒凝于经络者，可见四肢关节疼痛，或身疼腰痛；寒凝于胞宫，可见月经后期、量少、痛经等，凡属血虚寒凝者，皆可使用本方。

（二）方源与拓展应用

1. 方源

手足厥寒，脉细欲绝者，当归四逆汤主之。（351）

当归四逆汤方：

当归三两　桂枝三两（去皮）　芍药三两　细辛三两　甘草二两（炙）　通草二两　大枣二十五枚（擘，一法，十二枚）

上七味，以水八升，煮取三升，去滓，温服一升，日三服。

若其人内有久寒者，宜当归四逆加吴茱萸生姜汤。（352）

当归四逆加吴茱萸生姜汤方：

当归三两　芍药三两　甘草二两（炙）　通草二两　桂枝三两（去皮）　细辛三两　生姜半斤（切）　吴茱萸二升　大枣二十五枚（擘）

上九味，以水六升，清酒六升和，煮取五升，去滓，温分五服（一方，水、酒各四升）。

2. 应用

当归四逆汤有温通经络、养血散寒作用，现代临床常用于治疗偏头痛、丛集性头痛、运动性癫痫、坐骨神经痛、末梢神经炎、雷诺病、冻疮、血栓闭塞性脉管炎、风湿性关节炎、痛经、不孕症、盆腔炎等证属血虚寒凝者。如果寒象更重，可在当归四逆汤的基础上，再加上吴茱萸、生姜以温中散寒。

第三节　热　证

白头翁汤证

（一）实训医案

1. 痢疾案

李某，男，46岁，因发热、腹泻而入院。自述于入院前两天起发热（38℃），当日大便五六次，至晚腹泻加剧，几至不能离开厕所，大便量少，有红白冻，伴腹痛及里急后重，入院前一天大便次数达五六十次，发病后食欲减退，无呕吐。体检：体温41℃，脉搏138次/分，神志清，心、肺正常，血压120/70mmHg，右侧扁桃腺肿大，腹软，肝脾未触及，下腹部有压痛。化验：血、尿常规无异常，大便红细胞（+++），白细胞（+++），当日大便培养：检出副痢疾费氏志贺菌。（黄伟康医案：《伤寒名医验案精选》，1998.512）

（1）诊断　白头翁汤证。

（2）分析与辨证　腹泻频作，大便量少，有红白冻，伴腹痛及里急后重，为厥阴肝经湿热之邪郁遏不解，损伤肠道络脉，气机壅塞之故。其病位在肠，而病机在肝，证属厥阴热利。

（3）立法处方

治法：清热解毒，凉血止痢。

处方：白头翁汤。

白头翁30克，黄连6克，黄柏9克，秦皮9克。

体温至次日即降至正常，大便红白冻于服药后第二天消失。腹泻腹痛，里急后重，腹部压痛，均于服药第三天后消失，共服白头翁汤6剂，以后大便连续培养2次，均为阴性，七天后痊愈。

（4）相关知识　厥阴热利，除下利脓血，里急后重外，还当有腹痛、发热、口渴、舌红、苔黄等，同时大便培养，多有细菌检出阳性。本证多病程短，病情急，与乌梅丸治疗寒热错杂之久利不同。

2. 热淋案

宋某，男，31岁。1983年4月27日初诊。患者今年3月上旬在本院行阑尾切除术后，尿频、尿急、尿黄灼热，尿时阴茎痛甚，小腹灼热月余，曾服呋喃呾啶，肌注庆大霉素等抗生素，及予中药八正散等方加减治疗罔效。症见形体消瘦，情绪抑郁，口苦纳差，两胁不舒，少腹胀满，舌红苔黄微腻，脉细弦数。尿检：蛋白（±），红细胞（+），白细胞（+）。[曾红钢医案：江西中医药，1984，（2）：31]

（1）诊断　白头翁汤证。

（2）分析与辨证　患者情绪抑郁，口苦纳差，两胁不舒，少腹胀满，为肝郁气滞之象。然足厥阴肝经"绕阴器，至小腹"，若肝郁气滞，湿热下注，则尿频、尿急、尿黄灼热，尿时阴茎痛甚，小腹灼热。足厥阴肝经支脉者，"向上注入肺，交于手太阴肺经"，若肝郁气滞，则肺气不利，水之上源难通，故小便难下。证属肝郁气滞，湿热下注。

（3）立法处方

治法：清热燥湿，行气解郁。

处方：白头翁汤加味。

白头翁15克，秦皮12克，黄连5克，黄柏10克，桔梗30克。

4剂后诸症消失而愈。小便常规正常。后以知柏地黄汤善后。

（4）相关知识　《内经》云"诸气膹郁，皆属于肺"，故本案选用白头翁汤清热燥湿的同时，重用桔梗宣肺气解郁，提壶揭盖以利小便。另外，凡以舌红苔黄腻、口苦、尿黄等为特征之湿热证而热重湿轻者，均可使用本方，不必拘泥于湿热下迫于大肠之谓。

（二）方源与拓展应用

1. 方源

热利下重者，白头翁汤主之。(371)

下利欲饮水者，以有热故也，白头翁汤主之。(373)

白头翁汤方：

白头翁二两　黄柏三两　黄连三两　秦皮三两

上四味，以水七升，煮取二升，去滓，温服一升，不愈，更服一升。

2. 应用

白头翁汤为治疗热性下利的有效方剂。热性下利临床以下利脓血、里急后重、肛门灼热、腹痛、发热、口渴、小便短赤、舌红、苔黄腻、脉弦滑数为特征。取其清热解毒、凉血止痢之功，白头翁汤常用于治疗急、慢性细菌性痢疾、阿米巴痢疾、急性肠炎和慢性非特异性结肠炎，以及泌尿系感染、盆腔炎、崩漏之属于实热或湿热者。

复习思考题

1. 临床上如何诊断蛔厥证？
2. 乌梅丸证的辨证要点有哪些？
3. 乌梅丸与白头翁汤均能治疗下利，应如何鉴别？
4. 当归四逆汤证的病机是什么？临床如何运用？
5. 厥阴热利有哪些临床表现？

第八单元　霍乱病与差后劳复病

【实训内容】

理中丸（汤）、竹叶石膏汤证型的基本病机、证候特点、治则治法、方剂运用。

【实训要求】

1. 依据有关病案分析，熟悉霍乱病的病因病机及发病特点。
2. 通过理中丸（汤）的运用，掌握霍乱虚寒证。
4. 掌握理中丸（汤）证、竹叶石膏汤证的病机、临床特点、治法及运用技巧。

【重点与难点】

理中丸及汤证、竹叶石膏汤证的临床意义。

【实训方法】

1. 利用多媒体演示相关临床表现。
2. 找志愿者模拟标准化病人演示有关内容。
3. 安排学生分组练习，分别作为医生或患者，学习有关实践内容，如病情陈述、临床信息采集等。
4. 通过分析病情，掌握辨证论治的基本方法。

第一节　霍乱病

一、理中汤证

（一）实训医案

1. 腹泻案

王某，男，39 岁。初诊于 1949 年 2 月 11 日。病者腹泻已逾一年；经常肠鸣，大便稀溏，日下八九次，食欲欠佳，完谷不化，曾经数十医诊治而不效。予诊时，患者面色苍白无华，精神疲乏，腹部稍胀而喜按，舌苔浮有一层黄色厚腻物，脉细迟。[袁文裴医案：江西医药，1964，(3)：149]

（1）诊断　理中汤证。

（2）分析与辨证　本案为太阴病本证，患者腹泻日久，中焦脾胃素虚，脾主运化而升清阳，胃主受纳而降浊阴，今脾胃虚寒，脾失健运，清阳不升，则大便稀溏，日下八九次；胃阳虚寒，失其受纳，无力腐熟水谷，则食欲欠佳，完谷不化；中焦为气血生化之源，中焦虚寒，气血生化乏源，则面色苍白，精神疲乏；中焦虚寒，升降失司则腹部稍胀而喜按；脉细迟为中焦虚寒之脉，舌苔浮有一层黄色厚腻物，为中焦虚寒，虚阳郁滞于上的一种表现。故辨为中焦虚寒之泄泻。

（3）立法处方

治法：温中散寒，健脾益气。

处方：理中汤。

人参9克，炒白术9克，黑干姜7.5克，炙甘草6克。

连服6剂，病情大有好转，继服6剂，药尽即瘥。

（4）相关知识　本证属中焦虚寒之泄泻，故治疗应温中散寒，益气健脾。理中丸有两种煎服方法，既可作丸剂服用，又可煎汤服用，一般病情缓而需要长期服药的用丸剂，病势急而丸药不济者用汤剂。本病泄泻日久，且日泻七八次，病势较急，所以用汤剂，以增强温补中焦之力，故见效迅速。

2. 便秘案

患者，男，5岁。1998年12月3日初诊。主诉：大便秘结半月。患儿半月前大便通畅，近半月来大便秘结伴啼哭食少，屡服清热润肠通便之药不效，用甘油栓等办法亦未能奏效。遂由父母抱来门诊，见患儿面色苍白带青，精神疲惫，唇舌淡白，苔薄白，肢冷，小便清长。[章岳泉医案：浙江中医学院学报，2005，29(1)：32]

（1）诊断　理中汤证。

（2）分析与辨证　本案患者大便秘结半月，屡服清热润肠通便之药，用甘油栓等办法亦未奏效，究其原因，乃脾胃虚寒之因，非胃肠积热之故。患儿本有脾胃虚寒之便秘，又服清热之药，更伤脾胃之阳，肠道失于温运，故发便秘；脾胃虚寒，不能运化饮食水谷，故饮食减少；脾胃为气血生化之源，脾胃虚寒，气血乏源，机体失养，故面色苍白带青，精神疲惫；脾主四肢，脾阳虚弱，不能充养四肢，故肢冷；脾阳虚弱，温化无权，故小便清长；唇舌淡白，苔薄白，亦是脾胃虚寒之征。故可辨为中焦虚寒之便秘。

（3）立法处方

治法：温中祛寒，补气健脾。

处方：理中汤。

党参10克，白术10克，干姜5克，炙甘草5克。

两天后复诊，大便已通，诸症解除，乃用益气汤加减善后。

（4）相关知识　引起便秘的原因很多，有胃肠积热、气机郁滞者，亦有因气虚、血虚、阳虚者，临证时应仔细辨证，认真揣摩。世人皆知理中汤治疗泄泻，但用理中汤治疗便秘，恐知者少矣。从本案用理中汤治疗便秘可以看出，中医治病用方贵在辨证论治，有是证就用是方，而非仅仅拘泥于某一类疾病。

3. 风疹案

陈某，女，36岁，榕城镇人。1987年6月2日诊。昨天下午始出现腹胀满，轻微阵痛。全身起疙瘩块，此起彼伏，瘙痒无度，夜难成眠。口苦燥，饥时腹反胀甚。症见：面色淡白，痛苦面容，胸、腹、双臂、肘伸侧、腿、臀等处布满形状、大小不一、高出皮肤的风疹块。精神萎靡，食欲不振，喜热饮。素健，无食物及药物过敏史，近日未进食虾、蟹、鱼等物。大便较硬，日一次，昨日至今未行，小便尚可。体温37℃，血压112/71mmHg。腹部触诊、心肺听诊均无异常。舌淡红、苔薄腻微黄，脉沉弦细。
[陈楚豪医案：新中医，1990，（6）：20]

（1）诊断　理中汤证。

（2）分析与辨证　脾主肌肉，肺主皮毛，二者同属太阴，风疹块发于肌肤之间，故与脾肺关系密切，以六经辨证来看，可辨为太阴病。本案患者腹部胀满，且轻微阵痛，此乃中焦虚寒，寒凝气滞之故；饥饿时，脾胃得不到饮食之营养，中焦阳气更虚，故饥时腹反胀甚；脾胃为气血生化之源，脾胃虚寒，气血乏源，机体失养，故面色淡白，精神萎靡；脾胃虚寒，不能运化饮食水谷，故食欲不振；中焦虚寒，故喜热饮；脾胃虚寒，肠道失于温运，故大便较硬；口苦燥，苔薄腻微黄，为上焦有热之故；舌淡红、脉沉弦细，亦为脾胃虚寒之征。综上分析，此病可辨为脾胃虚寒为主，夹有轻微上焦之热，故于理中汤中加一味黄芩清理上焦之热。

（3）立法处方

治法：清上温中，寒热并调。

处方：理中汤加黄芩。

党参15克，白术10克，黄芩10克，干姜5克，甘草9克。

药尽2剂，腹痛止，疹块全消，大便通畅，知饥欲食。遂停药。

（4）相关知识　腹满是太阴病证的一个典型症状，可分为虚性、实性和虚实夹杂性的胀满，临证时应仔细区分。虚性腹满以理中汤证为代表，其病机为脾阳虚衰，运化失司，寒湿阻滞气机，其特点为腹满时轻时重，喜温喜按，或可伴有畏寒喜暖等太阴虚寒的其他症状，本案中的腹胀满即是此类；实性腹胀满以三承气汤证为代表，其病机是燥热内结，壅滞腑气，其特点为腹满不减，减不足言，或可伴有大便秘结等阳明腑实的症状；虚实夹杂的腹胀满以厚朴生姜半夏甘草人参汤证为代表，其病机为脾气虚，脾阳虚，运化失司，水湿内停，湿聚为痰，痰湿阻滞，壅滞气机，其特点为上午轻，下午重，腹满时并不喜温喜按。

（二）方源与拓展应用

见理中丸证。

二、理中丸证

（一）实训医案

1. 唾涎沫案

林某，女，23岁，学生。急性胃肠炎后喜唾涎沫。患者于一年前因饮食不洁引起吐泻，诊断为急性胃肠炎，经治疗痊愈。此后凡吃生冷油腻食物则胃脘隐痛不适，时伴作呕、反胃、嗳气，喜唾涎沫。本次因节日加菜，又有呕吐腹泻发作，经中西医结合治疗，泻呕止，唯感疲乏头晕、纳差，口中唾液特多。［张秀霞医案：新医学，1975，6（10）：493－494］

（1）诊断　理中丸证。

（2）分析与辨证　患者因饮食不洁，损伤中焦脾胃，导致中焦虚寒，脾气虚寒，不能摄津，上泛于口则喜唾涎沫。中焦虚寒，脾胃的运化和受纳腐熟水谷的功能较弱，进食生冷油腻的食物则容易损伤中阳，影响脾胃的运化受纳之功，导致中焦气血运行不畅，则胃脘隐痛不适；胃以降为用，中焦虚寒，胃气上逆则时伴作呕、反胃、嗳气。今日因饮食不当，又损伤脾胃，导致中焦升降失司，脾不升清而下陷，胃不降浊而上逆，则呕吐腹泻发作，虽经治疗而止，但中焦虚弱，胃受纳无力，脾失健运，不能转化水谷精微，气血生化乏源，则纳差、疲乏头晕；饮食不当，加重脾气虚寒，不能摄津，则口中涎沫特多。辨证属于脾胃虚寒。

（3）立法处方

治法：温中散寒，健脾益气。

处方：附桂理中丸。

附桂理中丸10丸，早晚各服1丸。

第二天即觉唾涎明显减少，胃口好转，但口干喜饮，嘱其继续用药，或可改用淡盐水送服。五天药丸服完，症状亦已消除。

（4）相关知识　本证属中焦虚寒之吐涎，故治疗应温中散寒，健脾益气。由于本证吐泻已止，仅有口中涎沫、乏力、纳差等症状，病势相对较缓，但是病程较长。中焦虚寒日久，又恐理中丸温中力量不足，故用附桂理中丸，即理中丸加附子和桂枝，以增强温中散寒之功。

2. 中焦虚寒案

沙某，女，48岁。患胃病近三十年，多次胃镜检查诊为"胆汁反流性胃炎"或"浅表性胃炎"或"反流性食管炎"，均未发现溃疡及肿物，经多种中西药物单独或联合治疗，症状时轻时重，病情时好时坏。约20天前，开始出现唾液增多且频吐之，伴纳差、便溏，再次胃镜检查诊为"浅表性胃炎"，口服吗丁啉、奥美拉唑等无效。症见：形体中等，面色不华，喜温恶寒，四肢不温，爪甲苍白，所吐之物似沫似涎，每分钟约吐2~3次，舌淡苔白，脉沉细，月信如常。［宋建功医案：中医杂志，2010，51（S2）：138］

（1）诊断　理中丸证。

（2）分析与辨证　本案患者与上例患者相同，均为中焦虚寒所致。脾胃虚寒则水湿内停，上泛于口则吐涎；脾胃虚寒，不能运化饮食水谷，故纳差；脾胃虚寒，中气下陷，寒湿下渗则见便溏；脾胃为气血生化之源，脾胃虚寒，气血乏源，机体失养，故面色不华，爪甲苍白；脾主四肢，中焦虚寒，四肢及肌肤得不到阳气的充养，故四肢不温，喜温恶寒；舌淡苔白，脉沉细，亦为脾胃虚寒之征，故可辨为中焦虚寒之吐涎。

（3）立法处方

治法：温中散寒，健脾益气。

处方：理中丸9克，每日2次。

1周后明显减轻，3周病愈，至今3年未复发。

（4）相关知识　本证与上例同属中焦虚寒之吐涎，所不同的是上例患者较本案患者为重，故上例患者用附桂理中丸。从这两案可以看出，理中丸用于脾胃虚寒之吐涎，确有较好疗效。理中丸证方后注云："腹中未热，益至三四丸"，说明服理中丸后腹中由冷转热是药物起效的标志，若腹中未热，多是由于病重药轻之故，当增加丸药的用量，由一丸增加至三四丸，仲景在此提示我们在临床中应用理中丸应该注意此点。

3. 慢性口疮案

患者，男，46岁。近两年来，咽部和口腔上下唇内经常溃疡，反复不愈，经西医检查诊为咽部慢性溃疡。每用抗生素、维生素类药物均无明显疗效，也曾用清咽利喉、养阴清肺等法治疗，唇内溃疡可暂时减轻，但药停即加重，未见好转。刻诊：咽部有壹角硬币大小之溃疡2个，表面有少量白色分泌物；上下唇内可见黄豆样大小不等的溃疡数处，表面凹陷，上浮白色膜状物，搽之疼痛出血。伴见腹部隐痛，纳差，口淡无味，纳呆，倦怠，思卧喜热饮，大便秘结，小便清长，舌淡红体胖，苔白，脉沉细无力。
[刘红霞医案：中医临床研究，2012，4（11）：56]

（1）诊断　理中丸证。

（2）分析与辨证　口腔溃疡多为热证所致，一般多以清热利咽法治之，然本案患者口腔溃疡反复不愈，经清咽利喉、养阴清肺等法治疗，亦未奏效，说明本案患者口腔溃疡之缘由不在于此。细观此证，本案患者腹部隐痛，此因中焦阳虚、寒凝气滞所致；脾胃虚寒，不能运化饮食水谷，水谷精微亦不能上荣于口，故纳差，口淡无味；脾胃虚寒，气血乏源，机体失养，故倦怠喜卧，思热饮；脾胃虚寒，肠道失于温运，故大便秘结；脾阳不足，温化无权，故小便清长；舌淡红体胖、苔白、脉沉细无力，亦是脾胃虚寒之征。故本案可辨为脾胃虚寒，而口腔溃疡一症，亦是由于脾胃虚寒，健运失职，气血生化乏源，唇失所养所致。

（3）立法处方

治法：温中散寒，健脾益气。

处方：理中丸，水丸剂，每次9克，1日2次。

药进3日后，溃烂面分泌物减少，腹痛消失，饮食增加。继服5日后，咽部和唇内溃疡小者消失，大者结痂，溃疡痊愈，舌脉趋于正常，诸症尽消。随访1年，病无复发。

（4）相关知识　本方用于治疗脾胃虚寒之口腔溃疡，若属脾胃伏火之口腔溃疡者，则可用《小儿药证直诀》之"泻黄散"治疗，前者用于温中焦脾胃之寒，后者用于清中焦脾胃之热，一寒一热，学习时应互相联系记忆。通过此案使我们了解到，口腔溃疡不全属热，亦有脾胃虚寒者，临床当详辨。

（二）方源与拓展应用

1. 方源
霍乱，头痛发热，身疼痛，热多欲饮水者，五苓散主之；寒多不用水者，理中丸主之。（386）

大病差后，喜唾，久不了了，胸上有寒，当以丸药温之，宜理中丸。（396）

理中丸方：

人参、干姜、甘草（炙）、白术各三两

上四味，捣筛，蜜和为丸，如鸡子黄许大。以沸汤数合，和一丸，研碎，温服之，日三四，夜二服。腹中未热，益至三四丸，然不及汤。汤法：以四物依两数切，用水八升，煮取三升，去滓，温服一升，日三服。若脐上筑者，肾气动也，去术，加桂四两；吐多者，去术，加生姜三两；下多者，还用术；悸者，加茯苓二两；渴欲得水者，加术，足前成四两半；腹中痛者，加人参，足前成四两半；寒者，加干姜，足前成四两半；腹满者，去术，加附子一枚。服汤后如食顷，饮热粥一升许，微自温，勿发揭衣被。

2. 应用
本方临床应用十分广泛，凡是中焦虚寒所引起的病证都可以用本方治疗，如自利不渴，呕吐腹痛，不欲饮食，以及霍乱等。脾主统血，脾气虚寒，不能摄血引起的阳虚失血症，本方也可以治疗。脾胃虚寒引起的慢惊风，病后脾气虚寒，不能摄津的喜唾涎沫，以及中焦虚寒所引起的胸痹，都可以用本方治疗。

第二节　差后劳复病

竹叶石膏汤证

（一）实训医案

1. 低热不退案
张某，男，71岁，1994年5月4日初诊。因高血压心脏病，服进口扩张血管药过量，至午后低热不退，体温徘徊在37.5℃~38℃之间，口中干渴，频频饮水不解，短气乏力，气逆欲吐，汗出。不思饮食，头之前额与两侧疼痛。舌红绛少苔，脉来细数。（刘渡舟医案：《刘渡舟验案精选》，1996.10）

（1）诊断　竹叶石膏汤证。

（2）分析与辨证　患者有高血压心脏病，过量服用扩血管药，导致虚热内起，故低热不退；口中干渴、频频饮水不解为阳明余热伤津之象；短气乏力为中气不足之证。余热内扰，胃失和降，则气逆欲吐，不思饮食；阳明余热外蒸则汗出；头之前额与两侧为阳明经所主所过之处，阳明气阴不足，筋脉失养则疼痛。舌红绛少苔，脉来细数，为津伤有热之象。故辨证为阳明气阴两虚，虚热上扰之证。

（3）立法处方

治法：清热和胃，益气生津。

处方：竹叶石膏汤。

竹叶12克，生石膏40克，麦冬30克，党参15克，炙甘草10克，半夏12克，粳米20克。

服5剂则热退，体温正常，渴止而不呕，胃开而欲食。唯余心烦少寐未去，上方加黄连8克、阿胶10克以滋阴降火。又服7剂，诸症得安。

（4）相关知识　本证属阳明气阴两虚，虚热内扰之证，故治疗应清热和胃，益气生津。本方为白虎加人参汤去知母，加竹叶、麦冬、半夏而成，临床上需要与白虎汤、白虎加人参汤相鉴别。白虎汤主要治疗阳明热盛之证，主要表现为发热、汗出、口渴、脉洪大等；白虎加人参汤主要治疗阳明热盛兼津伤较重者，在白虎汤症状表现的基础上出现了口大渴、口渴饮饮等津伤较重的症状；竹叶石膏汤主要治疗热病后期，阳明余热未清，气阴两伤之证，其热势不盛，多为低热，不但有津伤，还有气虚的表现。

2. 呕吐发热案

张某，女，25岁。住某县医院。因患乳腺炎手术，术后发热不退，体温在38.5℃～39.5℃之间。西医认为是手术后感染，注射各种抗生素效果不显，后又用"安乃近"发汗退热，然旋退旋升，不能控制。因为手术后几经发汗，患者疲惫不堪，又见呕吐而不欲饮食，心烦，口干，头晕，肢体颤动。舌质嫩红，舌苔薄黄，脉数而无力。（刘渡舟医案：《刘渡舟验案精选》，1996.16）

（1）诊断　竹叶石膏汤证。

（2）分析与辨证　本案为乳腺炎术后余热未清，气阴两伤之证。乳房属足阳明胃经，患者术后阳明气分之热旋退旋升，致使胃中气阴两伤，气逆欲吐，故见呕吐而不欲饮食，心烦，口干；头部失养，故见头晕；脾主四肢，脾胃虚弱，肢体失养，故见肢体颤动；舌质嫩红、舌苔薄黄、脉数而无力亦是阳明气阴两伤之征，故本案可辨为胃气阴两伤之证。

（3）立法处方

治法：清热和胃，益气生津。

处方：竹叶石膏汤。

生石膏30克，麦冬24克，党参10克，半夏10克，炙甘草10克，粳米一大撮，竹叶10克。

上方仅服 4 剂，即热退呕止，而胃开能食。

（4）相关知识 本案为乳腺炎术后胃中气阴两伤之证，竹叶石膏汤清热和胃，益气生津，故用此方治疗。张仲景在《伤寒论》中云："伤寒解后，虚羸少气，气逆欲吐，竹叶石膏汤主之"，故"虚羸少气"与"气逆欲吐"是辨析本证的两个关键性症状。在掌握本证病机的基础上，抓住了这两个主要的症状，就很容易掌握本方的应用。当然，如果患者症状表现中没有此两个症状，但是病机确属病后余热未清、气阴两伤之证，亦可应用本方。

3. 不食案

陈某，男，8 岁。1988 年 7 月 2 日诊。近一月来，食欲大减，逐渐消瘦，思睡，口渴欲饮，手足心热，便结溺赤。曾三易其医，服中、西药数剂不效（药物不详）。刻诊：体温 38℃，表情呆钝，皮肤弹性降低，腹软，四肢欠温。口唇、舌质红赤，少苔，脉濡数。[赵俊明医案：四川中医，1990，(6)：26]

（1）诊断 竹叶石膏汤证。

（2）分析与辨证 本案患者发热 38℃，表情呆钝，口唇、舌质红赤，少苔，脉濡数，显为热病伤阴耗气之象；胃中气阴两伤，故食欲大减，逐渐消瘦；患者阳气不足，故思睡；四肢得不到阳气的充养，故四肢欠温；热病伤阴，阴液不足，故见口渴欲饮；阴液匮乏，肠道失于濡润，故便结溺赤；皮肤弹性降低，腹软，亦是由于阴液不足，肌肤失养所致。故本案可辨为热病所致气阴两伤之证。

（3）立法处方

治法：清热和胃，益气生津。

处方：竹叶石膏汤。

淡竹叶 10 克，石膏 30 克，党参 20 克，麦冬 20 克，半夏 6 克，甘草 6 克，粳米 10 克。

服 1 剂后，纳食增；嘱续服 2 剂，诸症悉愈。

（4）相关知识 本证属热病所致气阴两伤之证，故用竹叶石膏汤清热和胃，益气生津。该方由石膏、麦冬、党参、半夏、炙甘草、粳米、竹叶组成。粳米一药，现代药店大多没有，张锡纯在《医学衷中参西录》白虎加人参以山药代粳米汤方后按："实验既久，知以生山药代粳米，则其方愈稳妥，见效亦愈速。盖粳米不过调和胃气，而山药兼能固摄下焦元气，使元气素虚者不致因服石膏、知母而作滑泻。且山药多含有蛋白之汁，最善滋阴，白虎汤得此既祛实火，又清虚热，内伤外感须臾同愈。"张氏之言，说明了以山药代替粳米之理，虽其针对白虎加人参汤而言，但本方中亦有粳米，故亦可以借鉴张氏之法。故现在临床应用本方，若缺少粳米，可参考张锡纯之法，以山药代替方中粳米。

（二）方源与拓展应用

1. 方源

伤寒解后，虚羸少气，气逆欲吐，竹叶石膏汤主之。(397)

竹叶石膏汤方：

竹叶二把　石膏一斤　半夏半升（洗）　麦门冬一升（去心）　人参二两　甘草二两（炙）　粳米半升

上七味，以水一斗，煮取六升，去滓，内粳米，煮米熟，汤成去米，温服一升，日三服。

2. 应用

本方临床主要用于伤寒、温病、暑病余热未清，气阴两伤，胃气不和证，是一个清补结合的方子，方中清热药中间有少量的温燥药，清而不寒。辨证要点是身热多汗，气短神疲，烦渴喜饮，气逆欲呕，舌红少津，脉虚数。

复习思考题

1. 理中汤（丸）的适应证都有哪些？
2. 理中汤证和吴茱萸汤证都有呕吐和下利，根据临床表现，应如何鉴别？
3. 根据临床表现，竹叶石膏汤证和白虎加人参汤证应如何鉴别？
4. 竹叶石膏汤证的辨证要点是什么？临床上应如何应用本方？